中国医学人文评论

2012

名誉主编　　韩启德
主　　编　　张大庆
执行主编　　王一方

北京大学医学出版社

ZHONGGUO YIXUE RENWEN PINGLUN 2012

图书在版编目（CIP）数据

中国医学人文评论. 2012/张大庆主编 . —北京：北京大学医学出版社，2012.5

ISBN 978-7-5659-0374-8

Ⅰ.①中… Ⅱ.①张… Ⅲ.①医学：人文科学—研究—中国 Ⅳ.①R-05

中国版本图书馆 CIP 数据核字（2012）第 060085 号

中国医学人文评论 2012

主　　编： 张大庆
出版发行： 北京大学医学出版社（电话：010-82802230）
地　　址：（100191）北京市海淀区学院路 38 号　北京大学医学部院内
网　　址： http：//www. pumpress. com. cn
E - mail： booksale@bjmu. edu. cn
印　　刷： 北京瑞达方舟印务有限公司
经　　销： 新华书店
责任编辑： 刘　燕　**责任校对：** 金彤文　**责任印制：** 张京生
开　　本： 889mm×1194mm　1/16　**印张：** 7　**字数：** 173 千字
版　　次： 2012 年 4 月第 1 版　2012 年 4 月第 1 次印刷
书　　号： ISBN 978-7-5659-0374-8
定　　价： 19.00 元

本书由北京大学医学科学出版基金资助出版

主编絮语：帮忙与帮闲

眼下，医改大潮浩浩荡荡，医学人文自然不可置身事外，何况如今医改已潜入深水区，困惑点全是行为、观念、人性的暗礁，不从医学人文层面寻求破题之策，难以洞悉本真，解开死结。譬如医患关系，算是老大难问题，本质却是一个“信”字，即行业中的诚信、医患间的互信，病家、医家的尊严，还有医院的信誉，职业的崇高信仰。古人云“人无信不立”，同样，医生无信、医院无信、医改无信、医学无信则为天下所不齿，大厦将倾。因为，名医、良相的操守从来就是我们这个社会道德与道义的承重墙。无论是医改的愿景，还是医学人文的使命，都将致力于加固或重建一堵厚实的精神之墙。本辑的主题即为“医患关系”，学者们从伦理学、心理学、社会学角度为这个现实话题开掘了宽阔的理论地基，算是为医改助力之举。

本辑另外几个专题涉及“医学与文学”、“专题医学史”、“医学与传播”、“域外传真”，相对于“医患关系”研究来说，没有瞄准或直击现实的“靶心”。这些文章算是帮闲之作，但是，深吸一口气之后，我们会发现这些话题都是人性、社会的母题，譬如文学作品中的“生死”话题，健康传播中的“活法”问题，公共卫生价值的精神发育与手外科的技术建构，都是生命、医学回音壁上最悠远的理论旋律，值得长久吟唱，这样优雅从容的帮闲，不亚于仓促的临阵帮忙。此外，两篇散文体的访学记映衬出中青年学子面对人文名校、大师的落落情怀。

本辑末集中收录了2011年毕业的部分博士、硕士生的学位论文摘要，这既是医学人文研究院学术研究成果的检阅，也是各学科探究理路的观摩。面对新锐之士与犀利之作，我们常常叹之“后生可畏”，这里，可谓夹杂着几分私心，惊畏后来者居上，赶超了自己。这其实大可不必，学术本乃生命的接力。因此，我们全不该有可畏之心，而代之以“可喜可贺”、“可圈可点”之意。细细研读下来，虽也存有某些可惜的稚嫩，但那也是成长中的可爱之处。医学人文的中兴完全有赖于这些后起之秀的昂扬与崛起。对于他们，辛勤的老师们也要有两手，帮忙与帮闲，切不可猛施肥水、揠苗助长。

执行主编

2012年春月

目　次

综评：破解医患冲突困局，该医学人文登场了

王一方

一、医患冲突案，思想家为何总是逃离现场？

毋庸讳言，近年来，医患冲突案件呈现日益频发、日渐恶性（从挨骂到挨打，直至今日的挨刀）的趋势，不断地占据着媒体头条。在新医改全力疏解医患矛盾的大环境中，尤其显得无奈，大有“抽刀断水水更流”之憾。

2012年3月23日，一位年轻人持刀闯入哈尔滨医科大学第一附属医院风湿免疫科医生办公室行凶，造成实习医生王浩当场死亡，另有3位医生受重伤，令人愤慨的是新闻既出，65%的网民表示“高兴”。半年前的2011年9月15日，北京同仁医院发生了徐文大夫被患者追砍案。其实，发生在基层的类似案件不少，2011年8月15日，广东东莞市长安镇的一位医生因数年前的一次不经意的初诊（患者后来辗转于京、沪、穗各大医院治疗均无效，而归咎于初诊失治）被患者用短刀刺死。几天后，武汉协和医院又暴发恶性医患冲突案件，警方出动了防暴警队才平息事端。2011年5月底，江西上饶市恶性医患冲突（起因于在外院行心脏手术术后患者复诊猝死）中愤怒的患方家属将医生下身踢成肉酱（令其断子绝孙，相当于古代宫刑），以至于名博主“医生哥波仔”（广东省卫生厅副厅长廖新波）对高考学子发出“要尊严，莫学医”的呼吁。

几乎在同一时间段，2011年9月9日，海峡对岸的台湾地区发生了一起重大医疗责任事故。在岛内享有盛誉的台湾大学医学院附属医院由于仓促作业、程序核对失误，将一位艾滋病逝者的器官移植给了五位器官接受者。事后，舆论哗然，台湾大学医院院长公开道歉，司法介入调查，循例判罚区区50万元新台币（相当于人民币15万元），受害者一方却未见盲动，未闻有患方亲属闯入医院追杀失误的护师或检验师，抑或砸毁医院的实验室。

人们不禁要问：我们的社会怎么啦？医患冲突为何屡屡成为当今社会无法承受之痛？为何我们的患者一端是逆来顺受、忍气吞声，一端是铤而走险、伤医毁院，不能成为法治社会里运用合法程序追讨权利的公民？为何我们的医生会成为社会激愤情绪的头号罪人，公众将所有的转型与变革期的躁动不安都倾泻给医院与医生？为什么我们不能从一桩桩医患冲突案件中汲取教训，寻找到社会心理松绑的机制，反而越陷越深，使医患关系越勒越紧呢？眼看着一幕幕现实悲剧变成一场场媒体闹剧，最后演变成荒谬化生存的困局。这一切必须从医患冲突的媒体景观说起。

当下的医患冲突的媒介景观基本上是这样一出戏：某年某月发生一桩突发的轰动事件，迅即引发媒体尖叫，爆发“罗生门式”的报道（官方版与民间版、大报名刊版与小报版、纸媒版与网络版不尽相同），随后是道德义愤与民粹腔调的评论点燃社会谩骂与声讨的火苗（以网络中的匿名口舌最恶毒、最解恨）。在舆论压力下与引导下行政介入或法律介入，一方面进入漫长的调查

王一方，北京大学医学人文研究院。

与诉讼，及遥遥无期的处理与判决，另一方面公众眼球被新的媒介事件（如铁道部的动车追尾大案）所转移，迅速遗忘，一切又归于从前。我们发现，在这场喧闹的纷争中，有冲撞的当事双方，有敏锐的媒体记者，有希望息事宁人的警官，有攻防有道的律师与慢条斯理的法官，有观局一控局有术的公务员，还有激愤的看客与唾沫四溅的骂客，唯独没有思想家的身影。而没有思想家参与的牌局注定是浅陋的。为何在此类事件中难觅思想家的身影呢？

首先，还是思想家不愿来，思想家为何要逃离新闻现场？因为在他们眼里，医患冲突不只是媒介事件、社会事件，还是伦理学事件、哲学事件、精神事件。他们不仅要近距离观察，还要远距离思考。而现场的激愤与喧闹常常会妨碍这样的思考。因此，他们需要逃离现场，从容地书写评论。或许这些都是托词，以掩饰当下思想家的精神懒惰和内功不足。想当年，法国总统波拿巴于1851年12月2日闹政变（解散国会，逮捕、驱逐议员），次年12月2日恢复帝制（成为拿破仑第三）。身在伦敦的马克思虽不在事件现场（在媒体现场），但他于1851年12月至1852年3月写出了犀利深刻的《路易·波拿巴的雾月十八日》。檄文长达7万字，最早以《革命》杂志单行本方式刊行，对波拿巴的禀性、历史意识、法国的社会思潮、各党派的政治算计剖析得入木三分。有些分析段落显出划时代的理论穿透力，对当下的医改也不无借鉴意义。在文章中，马克思嘲弄法国人在进步的幻觉中遭遇倒霉的历史倒退，“自以为借助革命加速了自己的情景运动的整个民族，突然发现自己被拖入一个早已死灰的时代”。

马克思这样刻画当时的社会心态：“任何其他时候都没有当时那样错综复杂，浮夸的空话同实际上的犹豫不决和束手无策相混杂，热烈谋求革新的努力和墨守成规的顽固积习相混杂，整个社会表面上的协调同社会各个阶层严重的彼此相背离相混杂”。环顾当今新医改的境遇，马克思的分析依然十分温暖、贴切。

其次，在一个媒介“拍砖”盛行的时代，思想家也怕挨骂（被指责为书生气、花拳绣腿、脱离实际或不着边际），也怕坐冷板凳：人家都在聚焦事件本身的真相，重构事件的原貌，你却在闹散光，探究什么理性与良知、真理与真谛；人人都在玩儿精神早泄，他却要修炼童子真功，完全没有“围观”效应，赏你一条冷板凳，羞死你。不过，此事的转归还并非全由围观者说了算，人们常说：新闻是历史的底稿，今天的时代要经受后世的评说，后人接纳的恰恰是思想家的春秋刀笔。

新闻何以充当历史的底稿？我们今天的喧闹又如何成为历史的印痕？大卫·罗斯纳（David Rosener）为我们做出了一个漂亮的示范。他是美国哥伦比亚大学一位有公共卫生研究背景的历史学教授。在世纪之交的1998年，他受邀为即将过去的20世纪书写历史、丈量价值。在其《20世纪史》（中译版由江苏人民出版社出版，2000年）中撰写了“20世纪的医学”一章。他要以21世纪历史学家的眼光来审视这百年医学的开阖、轻重、得失，以极简洁的文字描绘了20世纪医学的精神理路。今天读来，这些文字不仅透出思想的辉光，也为我们当下的困境（医学的现代性危机，包括医患冲突频仍背后的信誉危机）找到破译的新路径。

大卫·罗斯纳这样写道：“在20世纪里，人类对疾病的体验以及疗效的期望发生了根本性的转变。公众对科学和医学洞察生命、治愈疾病的能力大为增加，公众对现代医学能力的态度和期望发生了根本性的转变。——生命更加乐观，更加‘信任’医学，也诱发了过度投资与消费，过度期望的情绪，使得医学‘做得更多，抱怨越多’（即‘医学的现代性魔咒’）。”

他特别指出：“对医学日益增加的‘信任’导致了似是而非的社会效果。疾病不再只是一个生物学事件，而是一个社会事件。疾病、健康与个人行为、美德发生了关联，决定了社会（阶层、规范）、经济、政治（身份、权利）对疾病的反应模式。”

或许，再过若干年，新世代的历史学家会这样描述我们今天的医学，“这是一个变革的时代，医改成为人们热议的主题和探索的方向。这也是一个医患之间冲突频仍的时代，一个公众疾苦观、生死观、医疗观畸形的时代。技术飙升与道德迷茫并存，人们对与医学、医疗的期待异常高企，对医疗高技术、金钱极度崇拜，在高支付与高技术的光环之下，一切痛苦都应该免除，一切死亡都是非正常死亡，都是不正当的，都是医学、医院、医生的失职、失误与过错，都可以通过冲突的方式赢得社会（媒介社会）的同情和商业补偿。一时间里医学被污名化，医生被妖魔化，医患关系呈现恶质化。”

其实，不必神话思想家。他们没有魔法石，只是聚焦新范畴，提供新解读，不仅将医患冲突看成是媒介事件、社会事件、伦理事件，还将其看成是精神事件与哲学范畴。

让我们随着思想家们循着医学人文的理路去追寻医患冲突的根由吧。

二、透视医患冲突，寻找医学人文之眼

1. 天使与魔鬼——医者的善恶之辩

当下，人们喜欢用“白狼”（魔鬼的现实版）的标签去批判医生中的道德小人，去鞭挞医学界的道德滑坡，内在的道德标尺是昔日的道德偶像白求恩（天使的现实版）。人们感慨世风日下，医生从毫不利己、专门利人的白求恩到谋财害命的白狼，这映照了一个职业群体的道德沦丧历程。人们因而激愤，因而拍案而起。毫无疑问，白求恩依然是今天医学界的道德明灯，召唤医家的灵魂向上、向善。但是，我们必须看到白求恩的时代与当下生活的巨大落差。白求恩生活在一个战争的年代，一个军事共产主义（无需支付、无需结算的医疗供给制）的道德境遇。白求恩服务的对象主要是战场中负伤的战士。白求恩自愿放弃宁静优裕的生活，身怀救赎、殉道的精神来到战火纷飞的中国战区援助，才有可能跳脱出世俗生活，产生“毫不利己、专门利人”的绝对利他主义姿态。如同毛泽东在《纪念白求恩》祭文（一个战地医生由党内最高领袖来主祭也实属非常）中所言：白求恩同志“是一个高尚的人，一个纯粹的人，一个脱离了低级趣味的人”。在异国他乡，在烽火连天的战场，白求恩的身份只是道德高人、技术能人，而不再置身于完整的社会关系之中，不再是完整的社会人（是军医，而不必是丈夫、父亲、儿子）；他更不曾有经济诉求，再是一个经济人（不必置业养家），他职业生命中唯一的诉求是奋不顾身。他的名言是“手术刀就是命令”。然而，即使在道德上无上圣洁，在当时的技术、物资条件下他也根本不可能做到逢伤必愈、逢死必救。所以，毛泽东同志才说“有奋斗就会有牺牲，死人的事是经常发生的。”而今天的医生不再如战地医生白求恩同志那般纯粹，他们是一群完整、复杂的社会人，既有道德升华诉求与社会责任，技术进取诉求，也有经济丰裕的诉求与家庭责任。社会只能要求他们处理好各种诉求的关系，不应该在占据技术、财富制高点之时，失去了道德、人性制高点，那样将会失去这个职业的道德前景。

应该如何整体评价当下医生队伍的道德水准？这是一道无法用统计数据揭示的难题，模糊的把握是一个橄榄球，而非哑铃。如果说我们这个社会面临整体的道德沉沦，那就不仅仅只是医务界如此。马克思早在青年时代就洞悉到社会进步的异化与代价，他沉痛地告白天下，任何社会进步都将以道德沦丧作为必然代价。因为“技术的胜利，似乎是以道德的败坏为代价换来的，随着人类愈益控制自然，个人却似乎愈益成为别人的奴隶或自我卑劣行为的奴隶……我们的一切发现和进步，似乎结果是使物质力量具有理论生命，而人的生命则化为愚钝的物质力量”（引自《马克思恩格斯全集》12卷4页）。因此，我们需要全社会的整体拯救，整体打捞我们失落的灵魂。

当然，要率先打捞医务界，因为他们是社会道德建设的承重墙。自古以来，良相、名医都是这个社会的精神脊梁。

对于医学、医生、医院，我们要摒弃非黑即白的善恶观。无论是群体，还是个体，今天的医生既不是白求恩（无私奉献），也不是白狼（自私贪婪），而是一半是白求恩，一半是白狼，这是一个哲学悖论。这个世界上没有人是既定的天使，也没有人是天生的魔鬼。观其灵魂，一半是天使、一半是魔鬼，也没有一个行业是天使的行业。这里有道德巨人，也一定有道德侏儒，尽管医学被称颂为天使的职业，但也难保每个人都是纯洁的天使。在当下，绝对的利他主义者无法存活，端坐云间的道德偶像不可信，反而会疏离他们朴素的仁爱之心，对道德感产生抵触情绪。

当下，改革者、管理者的最大困惑是道德偶像的感召、仁爱之心与博爱情怀的宣导无法抵御技术崇拜下制度化的商业贪婪。君不见接诊之后就进行拉网（套餐）式的“系统”（过度）检查，病房里片面追求新、高、洋、贵，摒弃验、便、土、廉的诊疗决策。抗生素满天飞，吊瓶满天飞，支架满天飞，钉子满天飞。医务界为此付出沉重的代价，他们得到真相，却失去了真诚，也失去了社会大众的信任；发现了真理（论文、头衔漫天飞），却失去了真谛（医学不是为真理而真理的学术，而是普救含灵的技艺），也迷失了职业价值。这道难题无需用科学的指标、技术的指南、路径来规范、来辩护，只需叩问良知，拷打灵魂。

毋庸讳言，职业生活中的道德教化不是自觉的、有品质的伦理生活：职业誓愿也无法进入生命的忏悔境地，职业道德的净化需要灵魂深处的洗涤，而不只是某一次职业宣誓。诚然，从医之初，每一个医学生要向希波格拉底宣誓，每一个护士要向南丁格尔宣誓。誓词都是历经千年的职业信仰和道德信条，为什么无法约束职业生活中的沉沦呢？第二次世界大战结束后，一位侥幸生还的犹太医师询问纳粹医生克莱因博士，他是如何在谋杀行径和希波格拉底誓言之间达成和解的。他回答：“我是一名医生，我希望拯救生命，出于对人类生命的尊敬，我要从病体上除去感染化脓的阑尾，犹太人就是人类躯体上腐坏的阑尾。”很显然，他用专业知识和技术的逻辑来逃避良知的审判。

职业纯粹的修炼是一个由自省到自律的历程。没有自省，也就没有伦理生活，就没有真正的行为自律。故而，中国先贤曾子有“吾日三省吾身”之训。医疗决策中的不善最容易获得自我辩护（过度医疗有体制、法律、管理、技术、病人诉求等若干理由），但医生仍会有良心不安。

我们为什么会有良心不安、良心觉醒？背后的伦理驱动是良心的发现、良心的审判和信仰的呼唤。然而，良心审判谈何容易，它不是法庭审判，它是道德追问，是自己审判自己，别人无法代劳（是内心流氓鬼与绅士鬼的搏击）；它不在广庭大众下，而在夜深人静之时；标准是社会道义、职业信仰、理想人格塑造的善恶标尺，形式是灵魂独自对神明（上苍）的倾诉、忏悔与讨教（本质上是一种宗教仪式）。叩问做什么样的人，做什么样的医生？背后的社会道义、职业信仰、理想人格是无法论证的（任何论证都是苍白的，正确不是正义、正当、人间正道），且只能默默坚守的人生准则。对于一个有伦理生活的苍生大医，要终生拷打灵魂，才不至于沉沦。但丁曾断言“道德常常能填补智慧的缺陷，而智慧却永远填补不了道德的缺陷”。

2. 方言与普通话——医患沟通为何总是话不投机

现代医学的鼻祖希波格拉底曾经这样教导我们：“医生有三大法宝：语言、药物、手术刀”。在他看来，良好的沟通、充分的叙述是最佳的治疗。可是，我们将第一大法宝丢弃了。

苏州大学医学院老院长吴爱勤教授曾说起这样一个故事：一位乡下老农来医院求诊，他问明有三个价位的挂号费之后，径直挂了一个最贵的。吴院长看他衣衫简朴，问其何故。老农告诉院长，挂最便宜的号不让我说话，挂中档价位的号不听我说话，只有挂最贵的号，既让我说话，也听我说话。吴院长乐了，原来我们医生常常不让别人说话，也不听病人说话，当然有统一挂号费的效率与效益问题，其中更突出的是医患之间存在严重的技术性失语。有些病友感到，某些医生看病只会说三句话："哪儿不舒服？带多少钱？自费还是公费？"除此以外，再无赘语。接下来的举动是开具一大堆检验单或处方，整个诊疗活动就结束了。没等患者缓过神来，"下一位"的高声吆喝清楚地表达了逐客之意。一些在挂号厅里熬了大半夜才挂上号，或者辗转从号贩子手中高价买号的患者顿时怒气冲天。一些重大医患纠纷就此埋下了火种。

医患冲突起于沟通之难。话不投机半句多，融洽的医患关系几时有？在医患沟通中患者处于弱势状态，他们身在痛苦、体弱、无助、恐慌中，有依赖的心理，渴望接受帮助且疑虑重重，喜欢估摸、猜忌，如果得不到沟通与抚慰，负面情绪就会发酵、发作。随诊的患者亲属也处于极度躁动和不安状态。此时，悉心倾听是关键，专注、诚恳是前提，不仅要听到、听明白，还要听进去、有反应。其次是解读（病症）、解释（病因和病理）、解说（诊疗意图、必要性与风险）。

在临床工作中，沟通之难有三种情形，一是沟通不能：缘于医学的专业性危机，现代医学如同风筝越放越高，超出了百姓的视野。专业语汇的叙述也超出了公众理解的边界。如今的医患沟通中医学术语、缩略语满天飞，患者常常感到一头雾水。如同遇见一位只会讲"方言"的外地人，他们之间根本无法沟通。病人渴望医生能改口说"普通话"。对个体而言，也缘于沟通一方性格内向、抑郁、沉默无语，或双方信任缺失，一方拒绝沟通；二是沟通不善：由于缺乏沟通技巧所致；三是沟通不屑：信奉"机器至上"的真理观使医患沟通不畅（一些医生只相信机器，只迷信证据，不相信病人的叙述。由此产生医患间的技术性失语）。

不同于日常沟通，医患沟通是陌生交往语境里的实务沟通。哈佛大学医学院卢森伯格教授有一个著名的命题：医学是"来自陌生人的照顾"，也是与陌生人的沟通，沟通起点低。凭着小小的一张挂号单，医生成为病人个人生活的"闯入者"。为了医疗和保健的目的，患者要将个人的秘密告诉医生，让医生观看、触摸私密的部位（难免尴尬），甚至冒着巨大的风险去迎击伤害性药物与手术的干预。而他们对于医生的德行和技艺却知之甚少，或者全然不知。双方的生命依托关系只是凭着一张小小的"挂号单"所缔结。医患双方同时踏入"陌生化"情境。很奇怪，在人们健康的时节，他们生活在适意、恬静的家庭氛围之中，尽情地享受着亲人的眷顾与温情。而一旦病魔缠身，躯体与心理遭受伤害时，他却要暂别亲情的环绕，被抛入"陌生"的环境，去向"陌生人"倾诉，并接受"陌生人"的救助与照顾。此时此刻，信任关系的快速建立尤其需要医者高超的沟通技能与技巧。医患沟通顺则通，走向知情同意，走向患者的满意度、遵从度、美誉度；逆则反，互不信任的关系无法完成诊疗活动，也无法承受"医疗意外"和"医疗事故"的清算。

今天，沟通的立场由医患关系的基本模式所牵引。这四种模式分别是：工程师模式：医生采集、分析临床信息，如实地向病人传达、解释，而不主导医疗服务的决策，一切让病人做主；家长模式：医生站在"懂得最多"的专业与道德立场，为病人作出决定，病人被诱导接受或服从医生的"建议"；乌托邦模式：医患之间如同工作伙伴，在一种平等合作、和谐的氛围中工作，遮掩了医患之间的利益博弈关系；商人契约模式：是一种共同协商的模式，当面临重要抉择时，病人拥有最终的决策权。从世界潮流而言，医生应该更多地倾听与协商，而不是武断和刚愎自用。不过，在近些年，有一种偏失，那就是患者维权意识的过度膨胀。有个别患者与家属对医院、医生缺乏起码的尊重，将医患沟通等同于套取证词，甚至有家属动用刑侦器材全程录音、录像，专挑医生不慎的、不严密的言语瑕疵或漏洞，以及与同行观察、评判的言辞差异，作为敲诈医院的"举证"以及要挟、威胁医生的"利剑"。这使得许多医生感到"言多必失"。他们从而变得战战兢兢、不愿多说。

3. 希望与奢望——反思技术主义与消费主义的医疗观、生死观

医患冲突常常起因于医疗期待的落空。没有意料到的、不希望看到的结局出现了。在卫生部信访办门口，上访者几乎异口同声地诉说："我从来没想到会是这个结局，在这么好的医院（不是在表扬医院，而只是认可医院的硬件和技术装备），我花了这么多的钱，结果却是这样。我们不能理解，不能接受，我们要申诉……要讨一个说法。"

在这些上访者心中，有一个理想医疗的"三段论"逻辑——

大前提：医学是高科技行业，需要高水平的大夫。高消费投入，自然会出高疗效。

小前提：我进了最好（顶尖）的医院，见了最好的医生，花了高额（费用昂贵得与收入不匹配，将个人财富孤注一掷）的诊疗费用，接受了最先进的仪器检查，吃了最新、最好、最贵的药，施行了世界上最尖端的手术（当了一回三好病人"好医生、好医院、好药和好机器"）。

结论：结果一定是药（术）到病除，痊愈出院，平复如初，皆大欢喜。

现实生活中的逻辑却是一道医疗不等式，标志着"三段论"的破产。实际的结局有的是钱花了，罪受了，但病情没有改善，反而危重了，残障了，甚至不治身亡。于是，患者不能理解，无法理解。

一句"我们从来没有想到，结局会是这样"，意味着彻底否定现代医学的不确定性，也否定了生命的偶在性（无常）。

没想到！其实应该想到呀：人生中，有命运的无常（偶然性），疾病进程的必然性、衰老、死亡的不可抗力，具体疾病发生、发展的诡秘性（反常性），医疗仪器的不稳定性，医生诊疗思维与技术的局限性，这一切凑在一起，最终都会导致疗效的不确定性和意外结局的发生。这一切都是技术与金钱无法改变的。一位亿万富翁身患癌症且为晚期，他带着一张五千万的支票来找某三甲医院的院长，请求捐资医院，条件是医院组织专家会诊，即使不能逆转他的病情，他希望能再活五年。院长同情地对这位富翁说：生命可不是用钱可以购买到的，我们可以积极治疗，但疾病的进程、生命的进程是不可逆的。半年后，富翁带着无限的眷恋和遗憾不治身亡。刚刚去世的苹果公司的前CEO乔布斯，56岁，正值壮年，撒手而去。苹果公司的讣告中称"乔布斯在家人的陪伴下平静地离去。"难能的是这份平静，是顺从，是接纳，是灵魂的安顿。

生之欲，死之惧，是人之常情，死亡不只是发生在急诊室、手术室、癌症病房、ICU（重症监护病房）里的临床事件，还是一个哲学事件，甚至是精神事件。技术、金钱可以重新定义死亡（死亡就是关机时间），但无法安顿躁动的灵魂。现代医学需要医学哲学向度的启蒙和教化来完成对疾苦、衰老与死亡的坦然顺应和超越。现代医学为人类生命困境提供希望，但无法满足长生、永生的奢望。医学有知、有术，而终归生命无常；疾病可控、可治、可防，而生老病死的进程不可逆。然而，发生在当下的越来越多、且越来越残暴的医患冲突案件表明，公众对高技术装备、大量吞噬金钱的现代医疗机构无力战胜死亡表现出极度的不理解和强烈的不满，更无法接纳人财两空的结局。于是，一切死亡都是非正常死亡、都是不正确操作、不正当（不道德）动机造成的医疗责任事故，都是医学、医生的失误。对此，任何法律判决、行政仲裁、第三方调解都无法安抚这种社会的集体"躁动"，亟须生死哲学层面的柔性疏解。

医学人文告诉我们：急诊室、ICU、癌症病房里的故事充满了哲学的隐喻与生命的感悟。

这里的每一个病者都危在旦夕，也救在旦夕，不容迟疑，每一个生命都极度脆弱，气若游丝、命悬一线，需要医者呵护好纤弱的"丝"与"线"。这里危机四起，如同一串多米诺骨牌，可能一触即溃：前程险峻，需要悉心保护好扳机子；这里还险象环生，存在多器官衰竭的复杂性

危机，必须统筹兼顾，才能走出危局，化险为夷。

此时，生命与死神在掰手腕（拔河）。患者的病情仍处在十字路口，存在好转、恶化的两种转归，不可盲动，而要守位待援，期待拐点，挽危亡于既倒，绝处逢生，创造奇迹。或许病人已病入膏肓：针药不及，难已处置（无“技”可施，有技难施），回天无力。病况超越了现代医学的极限（医学本无法包治百病）。

急诊室、ICU、癌症病房都是人生“最彻悟的课堂”。在这里，医生与病人一起感悟、领悟、顿悟、彻悟生命的精灵与医学的真谛，一起聆听人生最悲怆的乐章。其实，无论是一百年，还是八十年，生命不过是一段旅程，肉身无法永恒，我们只能享用过程，我们不曾拥有无限。“意外”（偶然）并不意外（偶然），它是宿命，也是必然。站在危崖之上一同咏叹生命，也只有此时此刻才真正明白，原来生命之花如此美丽，又如此凋零，生命之火如此炽热，又如此微弱，生命力如此坚强，又如此脆弱，生命如此伟大，又如此渺小，医学如此昂扬、自信，又如此无力、无奈。

4. 找证据与讲故事——叙事医学的一片蓝海

现代临床医学的冷面孔一部分源自“挖地三尺找证据”的思维定势。它走出了传统的经验与推理的迷思，由此带来了临床医学的精确化、实证性与前瞻性，但也带来了一种新的认知偏颇，那就是漠视客观、观察、实在证据之外的主观、体验、情感的因素，助长了技术主义、客观主义思潮。于是，医学视野中的疾病、躯体完全被对象化、客体化，人的主体性、情感、意志被抛弃，医生的冷漠、技术性失语都成为合理。医学不再是人与人的故事，而是人与机器、人与金钱的故事。对此，美国医学界有过清醒的反思和积极的探索（在美国，医学创新喜欢剑走偏锋、两极开花）。近年来学者们在循证医学的红海之外开辟了一片蓝海，那就是“叙事医学”（narrative medicine）。无疑，两百多年的近代西方医学的历史轨迹显示出一条明显偏重于客观操作、实体追溯的研究路线。它将病人当做一个纯粹的实体，进行工具性的观测和控制，人的主观存在（内在性）与个体经验就被归于虚幻之境，意象、梦、幻想、爱、勇气、痛苦、恐惧都被挤压到从属地位，人的精神活动与心理现象的独特价值就被湮没在技术服务之外。叙事医学的价值就在于纠正这种偏差，寻找新的出路。将“找证据”与“讲故事”结合起来，构成客观与主观、观察与体验、生物与生灵、技术与人道有机地统一起来了。如果说美国医学的前沿只有循证医学，那是对美国医学的误读。可惜，这样的误读在当下还十分盛行。其实，中国哲学有情本位的认知传统，讲究通情达理、入情入理、情理交融。我们更应该接纳、提升新生的叙事医学。

循证医学的开山祖师是英国医生和流行病专家科克伦（Archiebald L. Cochrane，1909—1988），他也是一位叙事医学最早的探索者。他的代表作是1972年出版的《疗效与效率》（Effectiveness & Efficiency）。书中记载了萌生创意的过程。第二次世界大战期间，他曾作为军医从军服务，不久便被德军俘虏，在战俘营中从事医疗工作。当时战俘营里正流行白喉，而药品又极其缺乏。起初，他估计战俘营将会因白喉流行造成数百人的死亡，但结果却仅有4人因此丧命，而且，其中3人还有枪伤。这件事促使他注意到人所具有的自然康复能力是十分强大的，并由此对医疗的有效性产生了怀疑。正是为了消除这种怀疑，他开始倡导并实施临床随机对照试验（random control test，RCT）。临床随机对照试验现已成为循证医学的重要方法。科克伦不仅是循证医学的创始人，也是叙事医学的探索者。在战俘营里，某一天，一位年轻的苏联战俘哭泣叫喊不停。一开始他认为是胸膜炎的疼痛引起哭叫。此时，他手中连一粒止痛片也没有。绝望中，科克伦本能地坐到患者床上，把士兵抱在自己的怀里。于是，奇迹发生了：士兵停止了喊叫，直至数小时后平静地死去。后来，他认为这个患者不是因为躯体痛苦而哭叫，而在于孤独引起的精神上的痛苦。由此，他又开始质疑药物治疗对于具有思想与情感的人类疾病的确定性。

叙事医学是美国哥伦比亚大学内外科学院的临床医学教授卡蓉（Rita Charon）2001年提出的新名词，主要是探讨文学与医学的关系，研究文学叙事（生命叙事、苦难叙事、衰老叙事、死亡叙事等）能力对于医学认知生命、疾苦、死亡的积极意义。可惜，她的代表作《叙事医学》还没有中译本，最近被译为中文的叙事医学专著有哈佛大学医学院阿瑟·克莱曼（Arthur Kleinman）的《疾痛的故事：苦难、治愈与人的境况》。克莱曼首先在语义上将"疾病"（disease）与"疾痛"（illness）区分开来，认为这是两个不同的世界：一个是医生的世界，一个是病人的世界；一个是被观察、记录的世界，一个是被体验、叙述的世界；一个是寻找病因与病理指标的客观世界，一个是诉说心理与社会性痛苦经历的主观世界。然而，现代医学信奉单边主义的"真相大白"，唯机器检测的结论为准绳，在技术主义的喝彩声中一路裸奔。进入这样的临床路径，必然只有病，没有人；只有公共指征，没有个别镜像；只有技术，没有关爱；只有证据，没有故事；只有干预，没有敬畏；只有呵斥，没有沟通；只有救助，没有拯救……就这样，技术与人文疏离了，现代医学迷失了，丢失了仁爱的圣杯，逐渐被技术主义所绑架，被消费主义所裹挟，成为不可爱的医学。

5. 理性与良知——质疑医患冲突报道中的猎奇主义与民粹主义

前不久，默多克新闻集团在英国的窃听门丑闻引发了人们对于新闻职业操守的追问，也激发了人们对于新闻行为逻辑（动因）的反思。无疑，某些新闻人关注于发现、制造轰动效应，就是通过尖叫吸引人们的眼球。但是，我们能够为制造轰动而不择手段吗？在传播学史研究者凯文·威廉姆斯看来，这不是新闻人个体所能左右的一种报道文化。一种"新新闻业"的血酬定律就是猎奇主义。他撰写的英国大众传播史的书名就是《一天给我一桩谋杀案》（Get Me a Murder a Day），如果换成医界新闻，那应该是每天给我一位诺贝尔生理学或医学奖，同时，每天给我一桩恶性医患冲突案。对于媒介大亨来说，岂止是谋杀案、医患冲突案，还有更嗜血的故事需要报道，以美国传媒大亨赫斯特（Hester）为原型的电影《公民凯恩》中有这样一个片段，大亨拒绝等待采访新闻事件爆发的摄影记者返回，给记者的电报写着"你提供照片，我将提供战争！"

30年前，每一个踏进新闻学院大门的青年学子就被告知，新闻是一门无学之学（有很强的实践性，但理论性不足，近20年来传播学的兴起为新闻学增添了理论基石）。新闻的诚实（良知）是基线（仁心），所谓"铁肩担道义，妙手著文章"。报道原则只有区区几点，一是5W框架，倒金字塔顺序，第二就是猎奇主义（鹰眼），通俗的表述是千万别报道狗咬人，那不是新闻，一定要报道人咬狗，这才是新闻。

应该说道义原则是对猎奇主义的钳制。以卫生新闻报道为例，在某一个时期，医学可以被美誉化（有足够的新闻素材），也可以被污名化（也有足够的新闻素材）；医生的形象可以被观音化（有足够的正面典型），也可以被妖魔化（也有足够的负面典型）；医患关系可以和谐化（通过疏解、引导），也可以恶质化（通过刺激、激惹）。道义、良知引领我们去把握"度"，营造一个既有利于揭露社会丑陋现象，又有利于医患之间紧张关系的社会心理松绑的媒介生态，但是，民粹主义思潮的兴起强化了猎奇主义的立场。

这里还有媒介的生存法则与民众心理的推动。早在1861年，英国勋爵帕默斯敦致信维多利亚女王，谈论泰晤士报为何会火起来。他这样写道：报纸的利润来自于广告商……广告商青睐的是发行量巨大的报纸。泰晤士报将记者派到世界各地，去那些发生有趣事件的地方招聘能人撰写激荡人心的文章……人们在看到批评意见时会觉得更加开心，所以，挑毛病要比唱赞歌更加受欢迎，因为这可以满足个体的虚荣心。

在这场棋局中，猎奇主义与民粹主义是一对双胞胎，相互帮衬、互为造势。

民粹主义（Populism）本是19世纪俄国兴起的一股社会思潮。其基本点是极端夸耀平众的价值和理想，把民众作为所有社会改良运动和政治制度合法性的根源，把民众当做政治改革的唯一决定性力量，希望依靠民众对社会进行激进冲刷和涤荡。如果要揭露一点儿民粹主义者的私心杂念的话，那就是他们时刻准备以民众的代表在新的利益格局中赢得一杯羹。

在医患关系问题上，民粹主义旗帜鲜明，反对一切阻碍国民行使健康权、医疗权的人和事。虽然他们看到了一些社会沉疴，也痛恨和反对特权和歧视，但他们对社会沉疴的反思是肤浅的，结论是幼稚的，行动是鲁莽的，甚至不顾理性、良知和道德底线，一味地放纵激情和偏见，而不是积极地建设性地化解矛盾，寻求双赢。在他们眼里，凡医必怨其失德，凡药必恨价高，凡医患冲突必痛斥白狼无耻，逢民必护，遇民必秀，民吆必怒，民愿必达（骨子里则是一种精英主义的施舍和怜悯）。更有一些人貌似为民请愿，为民鼓与呼，实则假借民权，煽动民怨，撕裂医患关系，沦为社会动荡的推手。

在现代中国，真正戳破民粹主义硬壳的人是作为思想家与文学家的鲁迅，他对国民性的揭示至今依然是思想上的丰碑。鲁迅的《狂人日记》就展示了狂人的两面性：伪善文化的洞察与迫害幻想的张狂。主人公从偏激、偏执走向妄想，在疯狂中透出对社会罪感的无情鞭挞与控诉，也透出自身的行为躁乱。他们怀疑、不信任身边所有的人，包括亲人，认为他人都是图谋加害于自己的主谋或同谋。《阿Q正传》更无情地揭示了流氓无产者阿Q具有两面性，他既是需要被解放的无产者，又是新秩序的破坏者；既是性失业、性饥渴者（光棍，向吴妈求欢），又是性狂想与狂乱者（幻想革命后与未庄所有的漂亮女人睡觉）。对于狂人、阿Q，都不是简单的解放和解救的问题，还有教育、改造和规训的一面。

如今，民粹主义已经陷医改于“父子骑驴”的尴尬。药品降价就是一个例子。在民粹主义思潮的影响下，药品经历了29次降价，且不说这违背了价值规律，实际上的结果却是淘汰廉价药（民众无廉价药可用）、增加药品生产环节的安全风险，这显然不是医改的初衷。对于医患冲突的讨论，我们不可再迷失于民粹主义的唾沫之中，应惟理性、良知为上。

三、治本之策，培育医患间的共同体文化

一张挂号单缔结了医患服务关系，如果说医患间是一个共同体，那只是利益共同体，而不是情感—道德共同体，更不是精神共同体和价值共同体。美国医学伦理学家恩格尔哈特（H. Tristran Engelhardt）称之为“道德异乡人”。如今的卫生科普也罢，健康传播也罢，都只在医学知识方面寻求沟通，希望获得更多的共同语言（而不是共同情感）。如今的医院硬件太硬，软件太软（廖新波语），技术环境太优，人文氛围太次，几乎没有医患之间经常性的、非冲突的沟通平台。

2011年9月1日，美国医院艺术基金会在中国医学科学院肿瘤医院组织了“医患同绘一幅画”活动。许多人都不理解，认为这能解决什么医患关系的问题呀？据主办者介绍，这项活动旨在促进医患、护患、社会工作者、企业爱心人士的融合，通过共同参与绘画创作来消弭角色、身份鸿沟，筑起爱心小岛。这家基金会已在全球195个国家的1000所以上的医院里组织了3500场这类开放性的绘画演示会，成为一条连接疾苦与关爱、医护与患者、医院与社会的亮丽温暖的生命彩虹。在传统医患关系中，一方是父亲（医生）、母亲（护士），一方是孩子（患者），怎么看这种关系都是俯视与仰视的角度，而非平视的角度。怎样的场景才能达成平视的关系？智慧的人们想到艺术、游戏与公益活动，譬如联手绘画、音乐大联欢，还有社区公益活动。在新加坡的医

院里，公共绿地养护是属地社区的公益项目，以培养“我们的医院”（而不是他妈的医院）的情愫，其中联手绘画是最优先的选项。面对画布，大家各自执一支笔，对照模板，你一笔、我一笔，共同完成创作，共同分享过程和结果。将这样的合作平移到医疗过程中，有利于消除陌生感、紧张感，建立默契、互信，既然我们曾经共同完成一幅画作，为何不能共同驱赶一个病魔、战胜一份痛苦呢？医院不再是陌生之地，而是我们共同的诺亚方舟、共同的战壕。这样一来，医患之间的情感融化了，不仅疗效会提升，而且小矛盾也透明了，沟通起来很容易，医患冲突自然也就减少了，甚至消失了。从这个角度看，小小画布意义重大，因为艺术语言是人类最共通、最温暖的语言。艺术不仅可以疏解紧张、痛苦，还可以安顿灵魂。

其实，中国人的智慧并不是功利主义的，古代贤者有“无弦琴，声悠悠”的雅兴。史载陶渊明即善于演奏无弦琴。据《晋书·陶潜传》记载：其“性不解音，而蓄素琴一张，弦徽不具，每朋酒之会，则抚而和之，曰：‘但识琴中趣，何劳弦上声’”。“素琴”者，无弦无徽之琴也。禅说：“抚有弦琴易，无弦琴难。”李白在《赠临洺县令皓弟》中写道：“大音自成曲，但奏无弦琴”，“弹虽在指声在意，听不以耳而以心”。听琴的人用心灵去聆听，弹琴的人也在用心灵去弹奏。此时，琴上之弦已经不再重要，因为他们在弹奏心弦。相形之下，我们只会操弄有弦之琴。因此，医学不过是一串技术，健康只是一堆知识。卫生科普、健康传播也只是在知识上着力（普罗大众没有必要具备专业人士那么丰富的医学知识，更没有必要在具备丰富的医学知识之后再去与医生沟通），却很少去检讨我们的生死观、疾苦观、医疗观，检讨我们的健康信仰。

美国医学人文学家拜伦·古德在《医学，理性与经验》一书中告诫我们，在生死、疾苦、救助这些人生母题面前，知识不是信仰，知识增长不是精神发育，在这里，信仰不是远大的政治理想，而是信服、钟爱、喜欢、珍视、敬重的那份心境。我们的医生和病人还有这样的心境吗？显然没有。其实，我们每个人都是带着灵魂来到这个世界的，如何度过这个“魂飞魄散”、“丧魂失魄”的现代性峡谷，我们需要安魂、追魂，让灵魂升腾而不是堕落。不然，任何利益输送、道德“洗澡”都无法让灵魂安宁。在我们的医患关系松绑过程中没有宗教，没有教堂，没有可以让恩宠、悲悯、敬畏之心生发的仪式，也就没有良知唤醒的时分。问题不是要提倡创建宗教生活，而是要改变人们的健康信念。《瓦尔登湖》的作者梭罗曾说过：文明改变了人类的住房，但没有同时改变住在房子里的人。怎么改变？我们寄希望于新医改。

当下的医改有很多诉求，近期诉求是有效解决看病难、看病贵的问题，但它一定有更高、更远的终极关怀，那就是寻求医患之间关于生命真谛的共识，人人都认识到——

生病、痛苦、衰老、死亡是人生必须面对的事情。

人人都渴望健康，健康是人生的美好愿望，是尊严和希望，但不是欲望的扩张，更不是奢望（永远健康）的实现。

医学不是万能的，尤其是它解决不了社会问题，而且医疗实践有很大的风险。

医生绝非无所不能，他们常常需要在疗效与代价之间作出决断，尤其需要得到病人的理解和支持。

在疾病面前，医生和病人的目标是一致的，应该共同承担。

遇到疑难问题时，医患双方要保持信任和沟通，不要把所有的难题都推给某一方。医生应该对患者坦言相告，哪些事情（疗效、预后）办得到，哪些事情办不到。

从这个意义上看，新医改就是要建构医患之间的共同体文化，起于利益共同体，然后上升到情感—道德共同体，最后是价值共同体（精神共同体），从而净化我们的生死观、疾苦观、医疗观（医疗期待），培育一份敬畏、悲悯、感恩、悲欣、豁达、坦然的生命态度，在抗拒疾苦、死亡与顺应生命进程之间，及在强干预治疗与弱干预姑息之间寻找一份张力。

从这个意义上看，医改是一场消费时代、技术时代的思想启蒙运动，一个生命教育的大课堂。医改的过程不仅要优化（有效管理）资源（投资、技术、质量），还要优化（有效管理）需求（需要、欲望、奢望），培育全新的生死观、疾苦观、医疗观和健康观。

早在古希腊时代，伊壁鸠鲁就告诫人们：活得幸福与死得安详同样都是一种艺术。1424年，巴黎公墓墙上的死亡之舞昭示了一种观念：每一个个体都会与死神共舞。直至16世纪之后，欧洲人才变得害怕死亡，弗兰西斯·培根（Francis Bacon）是提出医生可以控制死亡的第一个哲人。在这之前，早期阿拉伯、犹太医生认为干预死亡是亵渎神灵的行为，意在阻止人们重新投胎。恰恰是现代技术与财富的蹿升使得现代医学过于自信，暗示自己能够战胜死神。在现代医学认知中，死亡仅仅被看做一种医学上的衰竭，而非生命的归宿。安然顺应或痛快地接纳死亡被视为不思进取，延缓、抗拒死亡演化为对生命长度的过度期盼与医学功能的过度想象。日常讣告中的“因病抢救无效”有两层意思，一是死亡不是必然发生的生命事件（大限来临，寿终正寝），而是疾病的偶然作乱；二是现代医学无能、回天乏力，才会虽“抢”而未得“救”，最终造成不应该发生的死亡事件。其实我们常常挂在口头上的“救死扶伤”包含技术强权逻辑，有违自然法则。扶伤没有问题，而救死是一个伪命题，真正的死亡来临是无法“救”（逆转）的，只能接纳（顺应）。

对待死亡的坦然，曾经造就了“善终”的意识，其本质是人无法抗拒死亡，人们可以争取的是生命的尊严和灵魂的安顿。疾苦观是指内心深处对于疾病与痛苦的接纳与排拒，继而穿越疾病与苦痛，最终超越疾病与苦痛，是否准备好带病延年、带病生存，实现苦中乐、疾中康。

“健康观”就是坚信只有相对健康，而没有绝对健康。分辨什么是健康的希望，什么是健康的奢望，即对于健康的过度想象，渴望技术化享乐（幸福），技术化无疾（健康）。健康常常无需技术干预，而是全面的自我管理，包括饮食管理（管住嘴，防止营养不足、不当、过剩或适度食疗）、睡眠管理（保证、优化生命中的1/3）、行为管理（节酒、节色、戒烟、禁毒）、运动管理（参与健身运动，有氧运动）、情绪管理（学会自我调摄，告别抑郁、躁乱）、环境适应与管理（优美自然，和谐人际，远离环境激素）。最关键的是欲望管理（克制、持中、平常心），努力做到无欲则刚、清心寡欲，防止欲火中烧。

正确的医疗观就是常怀敬畏之心，对技术抱有合理期望，如早期诊断、及时的救助，最大限度地减轻痛苦，最大限度地降低干预风险，给予病中悉心的呵护、关怀，收取适宜的诊疗消费，采取积极的康复，接纳带病生存，尽可能地提升生活质量，克服对于医疗的非分奢望，如药（术）到病除，诊疗措施万无一失，病后平复如初（痊愈）、永不复发，无需承担诊疗成本，永远健康、永远年轻，长生不老，没有烦恼和痛苦，快乐无边。要树立正确的医疗观，前提是建构医患之间的共同体文化，包括利益共同体、情感—道德共同体、价值共同体（精神共同体），共同的生死观、疾苦观、医疗观、医疗期待，共同景仰的人格：敬畏、悲悯、感恩、悲欣、豁达、坦然。这是一次生命彼岸的抵达。因此，医改是一次社会变革运动，是一所人类自我完善的大学校，是生死、疾苦、医学、医疗观再教育的课堂。

政府公务员从这所学堂毕业，他们更加关注民生疾苦，深知国运连着民瘼。明察医学事业与医药产业部门不仅提供保健、医疗服务（看病住院，打针发药），还承担着国民身心素质、劳动力健康的维护，是社会人力资源的保证，是国家竞争力的保证。同时是和平社会安定团结、国家维稳的基础。

医务人员通过医改的课堂提升医学的精神海拔和个人境界，通过重审医学，发现价值，同时成就医生的愿景，重新发现、品味职业幸福，在职业上更加充实、成熟，明确医学不仅是科学，还是人学，不仅追求有效、有理、有利，还必须有根、有德、有情、有趣、有灵；健康不仅是躯体没有疾病，而且是身心灵的和谐；救助不仅是技术救治，还是心志的拯救、灵魂的救度。医学的目的不是生老病死的阻断，而是人类疾苦的安抚与修复，从而提升国民的生活质量与生命质量。医生不仅是技术动物、商业动物，还是道德动物、精神动物，达成学术智慧与精神追求的统一。他们发愿从技术英雄过渡到沟通、协调高手，健康传播能手，从技术化生存走向智慧化生存、艺术化生存。

病人从这所学校毕业，使自己的生死观、疾苦观、健康观、医疗观更加豁达，培育出对生命的敬畏、悲悯、感恩情怀，预防意识更强，适宜医疗成为常识，对医学的期待更加客观、务实。明确生命是一个可调摄的过程，生老病死是人生的宿命，生死有限、健康有限，肉体的生命无法永恒。我们追求"健活"，医学帮助我们在有限的时空里活出品质、活出尊严。通过医改建构全社会知敬畏、有品质、有尊严的生命观、疾苦观、医疗观。病人以豁达的生命与健康观念来面对生与死、病与健、苦与乐，自觉抵御技术主义与消费主义的奢望、诱惑。通过医改建立以生活方式优化、危险因素管理为基础的保健、医疗防护网，降低社会保健成本，实现社会人力资源的可持续、优化运行。

总之，医改是在灵魂深处闹改革，它将从根本上提升我们的灵魂。因此，医改初步成功之日，也是医患关系真正和谐之时。

伦理学视野中的医患关系问题

尹秀云

国内近些年来的医患关系问题的讨论与研究，始终如“雾里看花”。虽然大家都试图要想看得“清清楚楚”，却似乎总不能如意。即使有些人自认为中国的医患关系问题已经是一个被研究透彻或清楚明白的问题，但是我们依然没有从当前医患关系不断恶化与紧张的魔咒中解脱出来，反而在“魔咒”的纠结下越陷越深。对于医患关系的未来，越来越多的人无奈地将全部希望寄托于时间的造化：随着岁月的流转，一切必然都会好起来的。于是，国人在医患关系的问题上，呈现出一种极其值得玩味的心态：一方面为数不少的人们坚持认为当下的中国之医患关系已经非常紧张，甚至称之为“跌到了国外罕见、国内历史上从未有过的低谷，医患之间的诚信大大降低。”[1]医疗卫生管理者、医务人员、医学院校在校生及医患关系问题研究者都不同程度地对医患关系之现状表现出极大的悲观失望，另一方面又对未来的医患关系状况之必然改善表示出极其肯定、乐观的心态，坚信随着时间的推移以及经济发展、制度改善、人的素质提高等，医患关系必然变得和谐美好。但是关于制度如何改善、人的素质如何提高等一系列切实的、与实践密切相关的问题，实际上目前的讨论和研究还并没有给出好的、可行性的答案。我们总是希望越来越好，这是人类创造文明的力量源泉。但是希望并进而相信明天一定会更好，仅仅是时间就能使人们从失望之地而过渡到希望之域吗？正如哲学家所言，“人是一项生物工程，不是预设好的，而是不断完善的”，[2]医患关系问题也是如此。而对医患关系问题最为深入的认识是其不断完善的第一步，正如古希腊德费尔神柱上的箴言“认识你自己”所示。

一、医患关系问题的现状：事实与误读

在中国，不少人在探讨医患关系问题时，通常隐含着的潜台词是医患关系问题为“中国特色”。言外之意，只是在中国医患关系才成为了社会问题，而在国外——不用说那些发达国家，即使是一些拥有医疗保障制度的发展中国家——其医患之间的关系都是比较和谐的，根本不存在所谓的医患关系问题。在新西兰和一些欧洲国家的研究发现，“病人不满意主要表现为对政策的不满意，医生信任并未受损。”[3]在美国的情形似乎也是如此。美国著名医学史家约翰·杜菲写道：“无论怎样，增长的卫生费用已引起了对美国麻烦的、昂贵的和无效的卫生保健提供方法的注意，并增加了对医学界的怀疑。公众对待医学界的态度总是处于矛盾之中，现在仍然如此。目前的特点是信赖医学科学和医生个人，但对整个医学界却抱有怀疑。”[4]以我们的思维逻辑观之，一方面这种现象的存在是非常特别的，另一方面不少人对此现象对比中国的情况作了逆向推理，结论得出中国的医患关系的矛盾、冲突与紧张或归根结底即医患之间的不信任就是由制度造成的。

暂且抛开对医患关系问题成因的深入分析，首先来看我们对国内和国外医患关系现状的判断

尹秀云，北京大学医学部医学人文研究院。

和认知是否属实。对国内医患关系现状的判断，几乎大家——无论是平头百姓还是社会精英——的声音都是一致的，认为目前中国的医患关系紧张、医患诚信缺失是不争的事实。当然在导致医患关系现状的原因分析方面，人们的见解是存在着一些甚至是根本性的差别的。无论怎样，对医患关系现状的定论上人们存在着普遍的共识。但是我们对国外医患关系现状的观察和判断是否属实呢？至少从目前已有的文献资料看，在一些西方学者的眼中其医患关系并不如我们自身所感知的那样。美国医学社会学者爱德华·肖特研究了医患关系的历史渊源后，认为“理想的医患关系形象——充满同情心的医生和对医生充满信任的病人——已经不再存在……它已经在20世纪60年代就结束了……美国近年来的医患关系被大大地破坏了。”[5]在英国，据政府的统计数据显示，近些年医生、护士及其他英国医疗保健体系（National Health Service，NHS）的工作人员遭受攻击事件持续上升，且有愈演愈烈之势。仅2007年遭受患者攻击的医护人员就多达65 000人，而每3名护士中就有1人遭到患者或其家属的辱骂。为此英国政府计划推行一项“零忍受计划”政策。根据这项将在英国全国范围内实施的新政策，凡是威胁或攻击医护人员的患者将受到“拒诊”1年以上的处罚。“零忍受”的含义是决不容忍任何对NHS医护人员进行的身心攻击或辱骂行为，即凡是英国医疗保健体系入网医院，都可以对暴力患者说“不”，拒绝给他们任何治疗。

显而易见，西方学者自身对其医患关系现状的判断要比我们这些非真实在场的“外人”更具客观性。我们在某种程度上误读了西方社会中的医患关系问题。另一个无可辩驳的事实是，20世纪70年代以来，医患关系问题一直都是医学伦理学的核心议题之一。认清国外或西方同样存在着医患关系问题，或者说看到其他国家在医患关系问题上并非如我们所感觉到的那般，意识到西方同样存在着医患关系问题，并不是为了要满足我们的“阿Q”情结，而是这种认知上的转变可以让我们更深入地认识中国的医患关系问题，真正地找到导致中国的医患关系成为今天这一局面的根本性原因，以及找到改变目前医患关系恶化现实的可能途径和有效举措。因为从目前国内的研究看，在我们自觉地认为西方的医患关系是和谐的、而中国的医患关系是紧张的前提下，人们在寻找中国的医患关系何以紧张的原因上侧重了对中西方医疗制度的比较，并从而认定了制度或政策是医患关系恶化或改善的关键因素。我虽然不否认制度或政策在医患关系恶化上负有责任，但就医患关系问题而言，其并非是根本性或核心的。考察或佐证这一点就必须要从如下的基点出发：即虽然中西方都同样地存在医患关系问题，但问题的性质或者说表现是非常不同的。

二、医患关系问题分析：表象与实质

在西方医学领域中无论是学者们的研究课题，还是医学院校的课程教学中，医患关系问题都是一个非常关键和重要的议题，并且对该议题的关注和讨论自20世纪60—70年代以来从来没有停止过。2002年，美国内科学基金、美国医师学会-内科学会（American College of Physicians-American Society of Internal Medicine，ACP-ASIM）和欧洲内科医学联盟在《柳叶刀》和《新英格兰杂志》上发表了《新千年的医师职业精神——医师宣言》《Medical Professionalism in the New Millennium：A Physician Charter》[6]的形式，向全世界的医生倡议重申医学职业的基本原则和责任，其中“患者利益第一的原则”和“对患者负责”的要求，一方面凸显了该原则和责任在良好医患关系建构中的重要作用，另一方面也恰恰说明在现代医疗实践中医学职业整体上在维护患者利益和对患者负责方面的缺失。《剑桥医学史》的作者以历史学家的眼光总结了西方现代社会中的医患关系及其根本问题：“医生较以前任何时候都威严得多，但是他们停止了给予病人想要的东西。在生理方面对病人进行有效治疗的基础上，在医生发现帮助病人战胜疾病的过程中，没有必要再谋求良好医患关系的心理上的好处……后现代医学被病人日益增长的不满情绪所困扰。当病人对新药感激不尽的同时，对开这些药的医生也越来越不满，对医生医疗不当的控诉接连不断，这种医疗不当被理解成是由于医生的冷漠和骄傲自大造成的。”[7]

在西方的研究文献中看到类似的总结和结论并不罕见，但是为什么我们会不自觉地认为西方社会中的医患关系比中国的医患关系要好？或许可以说我们绝大多数人所看到的只是西方医患关系的表象，即在此关系中医生与患者及其家属之间存在的“彬彬有礼”与“脉脉温情”。真正能够看清其中存在问题的只能是那些在其中生活、观察和思考的“反戈一击”者。在这些“反戈一击”者看来，在西方医患关系之所以成为一个值得研讨的问题，医师的行为与医患关系或医学职业的本质正“渐行渐远”。对医患关系或医学职业本质的最到位的理解，最早可以追溯到古希腊的柏拉图，他在《理想国》一书中写道：“医生所寻求的不是医术和自己的利益，而是对人体的利益……一个真正的医生是支配人体的，而不是赚钱的。”[8]作为一名医师，胡弗兰德的体会是“医生活着不是为了自己而是为了别人，这是职业的性质决定的”。2002年的《医师宣言》只不过是换了个别词汇重申了这一基本点。尽管有一种观点认为“哲学家和伦理学家对医生报酬的观点既不清晰也不一致……如果道德要求医生将病人的健康置于自己的利益之上，这纯粹是哲学问题，与法律毫无关系。”[9]但事实上在医学专业化（professionalism）的过程中，该行业正是以“将患者的利益置于自己的利益之上”的承诺获得社会的肯定，并确立了自身的权威以及相应的权利。对此有人称之为：“每个医生都被给予了一口很大很深的尊敬之井，井里的尊敬是由我们前辈灌满的。”[10]

医学专业化的过程使其作为一个整体逐步地接近“将患者利益置于自身利益之上”这一医学职业本质之巅，其是建构良好医患关系的根本之路。当然对西方医学而言，这条路走得并不顺利平坦：在传统医学阶段——即在医生成为科学人以及病人得到尊重之前的医学——传统病人对于他们得了什么病以及病后怎样治疗通常都有很奇怪的想法，而医生由于其行医的目的是谋利，故而他们相互之间为争夺更多病人（顾客）而竞争，为吸引病人他们通常不得不按照病人的意愿行事，但在医患之间保持着一种稳定的平衡状态，医患关系看起来很“和谐而融洽”；在现代医学阶段——即18世纪后期到第二次世界大战之间的医学科学的探索阶段——医生有能力科学地诊断疾病但却无力治疗，医学职业存在的真正功能只是收集人类机体的有关科学信息，而不是治愈疾病。在医学职业精英群体中出现了治疗怀疑论，他们倡导了视病人为人的运动，要求医生应以理解和同情的方式接近病人，从而使其有机会和病人建立一种亲密友好的关系，以此为基础，医学职业逐步地完成了其专业化；第二次世界大战后，特别是20世界60—70年代以来，医学职业在医学科学和技术的助力下发生了本质的变化，再次改变了该职业的发展方向，这一阶段被称为后现代医学阶段，在西方发达国家其医患关系伴随着在医学职业中追求形式合理性（强调规则、法规和效率）而脱离实质合理性（强调为病人服务的理想）的做法，医患关系的黄金时代过去了。但是一方面作为医学专业化的成果，医生和患者之间依然保持着良好的关系，但是对西方研究医患关系问题的学者而言，他们认为仅仅这一点并不能遮蔽医患关系问题的存在。在他们的研究视域中，医生和患者之间关系和谐、无矛盾只是医患关系的表象，而真正的医患关系问题是相对于医学职业的本质而言的，其实质是在后现代医学发展的背景下医学职业整体及每一个医师如何重返“将患者利益置于自身利益之上”的基点。

三、医患关系问题前景：中国与西方

马克思和恩格斯在《共产党宣言》中写到：“资产阶级抹去了一切向来受人尊崇和令人敬畏

的职业的灵光。它把医生、律师、教士、诗人和学者变成了它出钱招雇的雇佣劳动者。”[11]当马克思和恩格斯说这番话的时候，实际上绝大多数人都还没有意识到或切实感受到这一情况的真实存在。即使是在今天，我们隔着“文化之幕”所看到的西方医生和患者关系并没有因为医生将医学职业作为牟利的手段而变得恶化起来。由此在我们中间，就有不少人继而推论之所以如此是因为医生和患者之间有一个第三方付费者，医生的报酬不是由病人直接支付，因此减少了冲突和矛盾，即因转移支付从而也转移了矛盾和冲突。故而有人提议我们也应该建立一套这样的付费机制，或者干脆由政府来付费。没有了钱的纠结医患关系就不会像现在这么紧张了。秉持这种见解的人成为我国目前研究医患关系问题的主流，他们认为解决当前医患关系紧张的第一环就是政府投钱，让老百姓可以不花钱就看病，那么就没有“看病贵”的问题，也就没有了医患之间的冲突和矛盾，医患关系自然也就和谐了。

持这种观点的人是如此之众，以至于在某种程度上影响了中国目前的医疗卫生体制改革方向。但事实上问题并不能作如此简单理解。在西方医患关系融洽的事实之下，医疗费用的支付方式或许发挥了一些作用，但也同时带来了一些不利的社会影响，最直观的就是卫生资源过度使用和浪费现象的存在。更进一步的问题是政府投钱，让老百姓免费医疗，那么政府的钱由何而来？政府付费能解决看病贵，是否也能解决“看病难”呢？……以西方的经验而论，在我们认为极其简单的“政府负责”和“政府投钱”的背后跟随着一连串的尚未解决的问题。在医疗卫生领域，“政府负责”和“政府投钱”既不是起点也不是终点，而是一系列问题中的一个问题源。我们之所以得出这样的结论，一方面是我们在和西方做比较时犯了以偏概全的错误，另一方面是因为我们对医患关系问题的认知存在极大的偏差。

如前所述，在西方仅就医生和患者之间的关系而言，其表现依然是和谐的，但是这种和谐与其说是医患之间关系的和谐，不如说是作为一般人与人之间关系的和谐。众所周知，在西方社会文化中，人人平等的观念深入人心，相互尊重的意识已经根深蒂固，医师和患者之间首先是作为人与人之间的关系而相互尊重，其次才是作为特殊关系的医患关系。这也就是为什么医生“受人尊崇和令人敬畏的职业的灵光”虽然不再，但在西方社会中医生和患者之间依然在总体上会和平相处。但对于西方医患关系问题的研究者来说，他们认为医患关系问题的关键就是要恢复这种“职业的灵光”。所以在西方对该问题的研究主要指向了政府对卫生保健领域的控制政策及医学职业中的利益冲突问题，核心就是要反思并重申医学的专业化问题，而《新千年的医师职业精神——医师宣言》是医学行业自身对此问题的自觉回应。事实上这是西方社会，特别是医学行业自身促使医学职业回到其根本的一种自发努力，而目前几乎所有的关于医患关系问题及其相关领域的研究和讨论都不过是这种努力的推动者。

而相比来看，国内对医患关系问题的研究，则主要地将焦点集中在政府对医疗卫生服务的责任、医疗卫生管理制度（主要是法律制度）的完善、医务人员自身道德修养的提高等，并且对这些问题的思考和分析大多是孤立地进行的，找到了点却看不到面，也就做不到对医患关系问题做全面而周到的分析。在这一前提下，对医患关系问题所做的分析以及所给出的解决方案，要么由于工程庞大、费时、费力而难以奏效，比如政府对医疗卫生保健的投资问题、医务人员自身道德修养的提高及患者就医素质提高问题；要么头绪太多而不知从何处下手，例如中华医院管理学会提出造成医患关系恶化的原因有六个方面：①患者对医疗活动不了解且期望值高，缺乏医学知识；②医疗费用自付比例增加；③医务人员服务态度不好；④医务人员确有过错而给患者造成损害；⑤舆论和媒体偏重于患者；⑥相关法律法规不健全。[12]这几个方面似乎都有事实存在，但若改善医患关系到底从何启动？如果启动点正确，会引起正向的连锁反应。但从目前中国的医患关系之紧张状况依然在加剧的事实看，至少说明对该问题的思考还不能算有正确答案。

总而言之，在对医患关系问题的研究和探讨中，我们可能都犯了将问题简单化的通病。本文的思考和分析可能也不例外，但本文的核心思想却是要试图说明医患关系问题并不简单而是与医疗实践领域中的任何其他问题一样具有复杂性。同时作为舶来品，西方医学在中国这片土壤上的成长有其独特性。为了使我们能够对中国未来的医患关系可能的美好前景抱有希望，就必须既要明白中国医患关系问题的独特性，也要认识到这一问题的独特性，并由此展开对该问题的讨论和研究。

参考文献

[1] 卞融. 医患关系降至历史低谷 和谐医疗呼唤社会多方共同“作为”. 中国江苏网
[2] 明天会更好. 三联生活周刊，2011 (4)：8
[3] 杜治政. 医学专业面临的危机：利益冲突——再论医学专业精神. 医学与哲学，2007，28 (7)：1-5
[4] 约翰·杜菲著. 从体液论到医学科学. 张大庆，李天莉，甄橙译. 青岛：青岛出版社，2000：338
[5] 威廉·科克汉姆著. 医学社会学. 杨辉，张拓红译. 北京：华夏出版社，2000：175
[6] 新世纪的医师职业精神——医师宣言. 中华医学教育杂志，26 (2)，2006，1-3
[7] 罗伊·波特编著. 剑桥医学史. 张大庆，李志平译 . 长春：吉林人民出版社，2000：248
[8] [古希腊] 柏拉图著. 理想国. 郭斌和，张竹明译. 北京：商务印书馆，1986：113
[9] [法] 雅克·安德烈著. 古罗马的医生. 杨洁，吴树农译. 南宁：广西师范大学出版社，2006：130
[10] [美] 雷蒙德·埃居，约翰·兰德尔·格罗夫斯著. 卫生保健伦理学. 应向华译. 北京：北京大学医学出版社，2005：124
[11] 马克思和恩格斯. 马克思恩格斯选集（第一卷）. 北京：人民出版社，1972：253
[12] 邱仁宗. 医患关系严重恶化的症结在哪里. 医学与哲学，2005，11 (26)：5-7

刻板印象与医患关系

苏 英

近年来，医患关系的现状引起社会民众的广泛关注。当前的医患关系紧张，医患纠纷呈增长趋势，其原因相当复杂。已有很多学者探讨过医患关系紧张和医患纠纷的原因，涉及政治、经济、法律、伦理、心理、社会习俗等多个方面，经常提及的影响因素既包括医疗活动的外部环境条件，如法律、法规滞后，医疗体制社会保障制度不健全等，也包括医院、医务人员和患者自身的原因，如医院管理不力，医患双方处于应激的心理状态，医务人员职业道德修养不高、责任心不强、业务技术不精湛、医患沟通不足等。本文拟从社会大众对医务人员的刻板印象造成的消极影响角度，探讨影响医患关系的一些心理因素，并提出改善建议。

必须指出的是，消极刻板印象并不是导致医患关系紧张的主要原因。如上所言，医患关系紧张的原因非常复杂。有学者指出，医患关系恶化的主要因素并非是医生和患者之间的对立，而是医疗改革目标不明晰或者错误造成的[1,2]。此外，目前社会大众对于医务人员的消极刻板印象的产生并非空穴来风，无中生有。探讨刻板印象对于医患关系的影响，只是为更好地理解和改善医患关系现状提供一个新的视角。

一、对医务人员消极刻板印象的形成

医患关系，就其本质而言，是一种人际关系。和一般人际关系一样，医患之间的交往以及建立医患关系的过程，会受到参与交往双方的社会认知过程的影响。在人际交往中，我们会主动解释、分析、记忆以及使用关于社会世界的信息，会不断地猜测他人行为的动机，以期更好地理解他人和我们所处的社会环境。我们根据这种猜测和理解做出反应，与他人互动。理想的状况是，我们对他人的回应是基于与对方的交往体验，基于我们亲自了解到的关于对方的信息。由于现实社会环境的复杂性，想要完成这样的任务有时是不现实的。当我们需要在很短的时间内做出决定，或者事情对我们不重要，那么我们就可能会采用认知捷径。刻板印象是其中一种常见方式，它成为我们在不确定的情境中迅速作出决定的基础[3]。

刻板印象（stereotype）指在人们头脑中存在的关于某人或某一群体的固定印象。刻板印象使得人们把同一个特性归属于该团体中的每一个人，而忽视了团体成员的实际差异[4]。如果刻板印象的产生是以经验为基础而且正确时，它就简化了我们对某些信息的加工，提高了知觉、推理和决策的速度与效率，成为我们认识外部世界的一条捷径。但大多数刻板印象并不是以直接经验为依据，也不是以事实材料为基础，而是建立在道听途说或者宣传报道的基础上，用这种过分简单化、概念化的信念来看待和处理问题往往会产生种种社会认知的偏差[5]。

刻板印象并不一定是消极负面的，也可能是中性的或者是积极的，但刻板印象忽视了团体中的个体差异，使得我们和该团体成员交往时，不能根据对方的实际行为作出冷静客观的分析和判

苏英，北京大学医学部公共教学部医学心理教研室。

断，可能导致错误地理解对方的意图和目的，进而作出不恰当的行为应对。

研究者认为，刻板印象一般通过两种信息渠道形成，其一是与家庭成员、社会群体的直接接触，其二是通过媒介传播的间接接触。个体将这两种渠道获得的信息进行加工，最终形成关于世界的刻板印象。当认知资源有限时，人们会更多地关注媒介渠道，借由媒介呈现的内容来形成他们未曾接触过的世界的印象[6]。

在针对医生的消极刻板印象形成的过程中，个体与医生、医疗机构交往中的消极体验是信息的来源之一。这种消极体验和针对医生的消极印象会形成一种恶性循环：由于消极的体验，个体对医生形成了消极印象；由于对医生的印象不佳，个体与医生接触、交往的过程中，更容易消极地观察和解释医生的行为，而忽视医生积极的行为，导致交往过程更容易被个体视为消极、负面，进一步巩固和强化了个体针对医生的消极印象。

并不是每一个个体都有和医生消极交往互动的直接经验。针对医生的负面报道是消极刻板印象的另一个重要来源。新闻报道对于医生负面信息的广泛传播会影响到大众的刻板印象，使既有的刻板印象和认知偏见得以巩固和加强，或者产生新的刻板印象和认知偏见[7]。有研究分析了1979年以来四个时间段的《人民日报》，发现近十几年来针对医生形象的负面报道呈现出明显增加的趋势：14.3%（1979）、16.7%（1985）、14.3%（1995）、52.5%（2004）[1]。另有研究发现，转折点不在今天，几年前的报纸（2005年7月至2006年6月）对医生形象的报道就倾向于负面，当然，报道主题呈现出时代性的变迁：由20世纪80、90年代的为人民服务贡献社会，转变为对医生医德医风和医疗体制的质疑甚至批评[8]。新闻如何再现医生形象在某种程度上建构了人们心目中的医生真实形象，进而在发生现实的医疗行为时主导人们的判断、态度和决策[9]。

二、刻板印象对于医患关系的影响

刻板印象一旦形成，就强烈地作用于人们的思想和行为。刻板印象会影响到个体对于外界信息的收集过程。研究发现，在刻板印象的形成过程中，不一致信息能被自动地抑制，使被试忽视这些不一致信息。当遇到新的信息时，被试能有意识地调整对不同信息的接纳，有选择地支持并依靠已经存在的刻板印象，来与不一致信息作对抗[10]。由此可见，人有一种只寻求证实自己信念的信息的倾向。一旦消极刻板印象使得个体对医生产生了消极的信念和期待，那么在随后的交往中，个体对于医生信息的搜集就会成为一种具有选择性的过程。换言之，个体只注意到医生那些符合消极刻板印象的行为，而看不到医生那些不符合刻板印象的行为。如果患者认为医生都是冷漠的、不关心人的，那么他会更多地注意到医生那些“冷漠、不关心人”的行为表现，而对医生的热情、体贴的行为视而不见。这种寻求验证信念的倾向不仅导致个体对于医生行为的误解，也会使得原有的刻板印象继续保持并加强。

此外，患者的认知会导致相应的行为。如果患者认为医生都是“冷漠的、不关心人”的，那么患者的行为会倾向于防御和戒备。面对患者的防御和戒备，医生的行为自然也会发生相应的变化，而这种变化无意之间证实了患者的信念。如此循环的结果，针对医生的消极刻板印象会在患者心中越发地牢固。

另一方面，即使个体搜集到的信息是全面的，刻板印象还会影响到个体对于信息的解读。实验证实，在一般情况下（如印象评估、甚至是没有重大意义和重要责任的社会推理等），刻板印象决定性地影响知觉者对于模糊信息、乃至清晰的外显信息的解释[11]。当认知资源缺乏时，人们没有足够的精力解决不一致信息与预期的分歧，此时对一致性信息的加工反而优于对不一致性信息的加工，与刻板印象一致的信息就会不断地构成人们对他人的记忆，从而使刻板印象变得更加难以改变[12]。李晓庆等通过实验研究也发现，“当观察者同时遇到与刻板印象一致和不一致的行为时，他会很容易地理解一致性行为的意义而难于抽象出不一致性行为的意义；由于知觉编码的差异，观察者对一致性行为的细节记忆模糊，在别人劝说时会极易相信目标人表现出了该种行为，尽管实际上这些行为并未发生……由于这两个方面的原因，观察者会相信自己看到更多的刻板印象行为，于是刻板印象会变得更加牢固。”[13]

处于医患交往中的个体往往处于一种极具压力的境况。个体需要同时考虑很多事情，处理很多问题，应对很多突发状况。这时的个体正处于一种认知资源稀缺的状态。刻板印象可以促进认知加工，节省认知资源，转而用于其他同时进行的认知活动。因此，个体会更多地依赖于刻板印象对外界作出反应。针对医生的消极刻板印象导致个体更有可能错误解读医生的行为，将医生中性或者善意的行为解读为消极、恶意的行为。同时，压力状况下的个体还具有认知判断能力下降、自控能力减弱、易激惹的特点。个体对医生行为错误解读后，以上各种因素同时发挥作用，就可能导致一些过激行为的发生。

除了对患者及其家属的影响，刻板印象也会对医务人员自身造成影响。刻板印象威胁(stereotype threat)是个体所经历的一种风险，处于该风险中的个体担心自己会验证所属群体的消极刻板印象。刻板印象威胁会导致个体行为上的表现下降和心理上的分离与不认同，表现为减少对该学科的兴趣或逃避该学科，甚至改变其专业选择和择业范围[14]。如果大量的医务人员脱离医疗领域，其后果将是非常严重的。

三、应对刻板印象的不良影响

如何改变社会大众对医务人员的消极刻板印象？一个直觉的解决方法是通过宣传积极正面的典型医生形象。遗憾的是，心理学研究显示，仅仅通过播放信息的途径，试图改变人们的刻板印象，基本无效[4]。此外，我国大众对于典型人物的宣传也心存怀疑。2004 年新华社对全国范围内受众的调查显示，受众对典型人物报道的真实性存在质疑，对典型人物报道存在抵触心理[15]。何斌等在讨论新闻报道中的渲染手法的时候，引用通讯报道《到哪里去找这样贴心的医生——追记上海浦东新区周家渡社区卫生服务中心医生陈海新》，并评论道[7]：显然，记者欲对新闻人物给予高度肯定和赞扬，并使其具有典型意味，但是受众读完之后，总有一种不够真实的感觉。

如果仅仅依靠积极形象的宣传效果不佳，那么该如何改变人们对于医生消极的刻板印象？心理学家针对改变刻板印象的一些建议值得参考。

1. 共同的目标，共同的责任

心理学家提出，减少消极刻板印象的方法之一是团体间接触。不过这样的接触必须满足一定的条件才可能达到减少敌意的目的：平等的社会关系、持续的密切接触、团体间合作、赞成平等的社会规则[3]。

医生和患者两个团体间并不缺乏接触，但要想通过接触而消除刻板印象，促进团体间合作是一个值得重视的因素。研究发现，不同群体间建立共同的目标被认为是消除偏见与歧视的有效方法[16]。对于医患双方而言，他们原本就有着共同的目标。只是近年来，共同目标的重要性没有得到双方足够的重视。医患双方都必须认识到，在追求战胜疾病这一最终目标的过程中，他们需要合作，承担起各自的责任。而为了达到目标努力合作，最终也将给双方带来最大的回报和奖励。

在医患交往中，医生应当竭尽全力帮助患者战胜疾病，克服疾病带来的各种消极后果。而患者也应当认识到，在疾病康复过程中，自身的努力至关重要。如果患者不愿积极参与、不愿为战胜疾病付出努力，只等着医生为自身的疾病康复承担起全部责任，那么医生的努力将无法发挥应有的效果。医患双方都必须认识到，在战胜疾病这一共同的目标上，他们需要承担共同的责任。此外，患者还应当正确、理性地对待医学技术，认识到医学技术的特殊性，理解医学技术发展的限度，不能无限提高期望值。患者应敢于承担一定的风险，宽容、理性地对待诊疗过程中可能出现的失误及其产生原因，积极参与和谐医患关系的建立和战胜疾病的共同目标的追求中[17]。

2. 接触、交流中的直接积极体验

除了培养医患双方团体间合作的意识，患者与医生直接接触中所获得的积极体验对于克服刻板印象也非常重要。李晓庆等的研究发现[13]，“虽然观察者当时不能很好地理解不一致性行为的意义，但却能清晰地记住它们的细节。以后随着此种信息的不断积累，就能逐渐总结出其意义，对刻板印象的正确性提出质疑。”换言之，在医患交往的过程中，医生表现出的那些与消极刻板印象不一致的行为会对患者产生影响。这种影响可能不会即刻见效，但长久积累之后，便会使患者对刻板印象的正确性产生怀疑，进而修正自己的刻板印象。

如何促进医患之间积极的交往体验，建立良好的医患关系，一直是心理学等相关专业关注的热点问题。其中，医患沟通的重要性尤其受到关注。有调查发现，医患双方都认为医患关系不和谐的原因之一是“双方缺少沟通”，对沟通在改善医患关系的作用上有一定共识[18]。

对于医患沟通对于医疗过程、医患关系的重要性，已有众多学者进行讨论；对于医患沟通的技巧，也有很多文章和书籍加以介绍，在此不再多言。不过，医务人员必须认识到，医患沟通不仅仅是一个技巧问题。有效沟通是建立在医务人员体谅和理解患者的痛苦、尊重患者的尊严和权益的基础上。如果在与患者沟通中，医务人员只是使用沟通技巧而不是发自内心地真正理解和尊重病人，其沟通效果必然是很差的。有调查显示，患者对于改善医患关系的建议中，排在第一位的是要求双方互相尊重、平等、诚信[18]。

医务人员也需要反思，自己是否对患者抱有消极刻板印象？在医患交往中，医务人员同样也处于高度紧张和应激状态，同样面临认知资源不足的压力，因此医生对患者也可能产生刻板印象，并据此作出行为反应。医务人员对患者的刻板印象同样会对医患关系产生消极影响。医务人员应把每一个患者及其家属视为具有独特文化背景、信仰、价值体系的独立个体，警惕刻板印象的影响。

3. 降低医患交往中的认知压力，保证充足的认知资源

研究发现，在高认知资源条件中，也就是个体自身的认知资源较为丰富，不需要被其他无关任务所消耗时，个体倾向于对刻板不一致信息进行编码。认知资源越丰富，对其进行编码加工的程度就越深，正确性也就越高[10]。另有研究者认为，当刻板印象被激活时，如果要抑制它们的应用就要求有一定的努力，因此，只有当人们有足够的认知资源时，才有可能抑制它的应用。而当由于缺乏认知资源、抑制能力减弱时，人们就会运用这种刻板印象[19]。由此可见，如果在个体与医务人员接触的过程中，不需要为了其他事务而分神，保持注意力集中，那么个体就可以更好地观察和认识医务人员的行为，理解医务人员的真实意图，避免采用刻板印象作为反应的基础。

要想让患者及其家属的认知资源相对充足，医务人员需要为患者及其家属提供他们所需要的各种信息，提供更多的帮助，减少他们的疑惑和茫然；要注意沟通的完整性，同时还要注意不要一次提供过多的信息，避免让患者和家属觉得难以理解和记忆。除了医务人员个人的努力外，医院管理方面也需要调整和改善。例如，流畅的就医流程、完善清晰的管理制度都有助于减轻患者

在医患交往中的认知压力。

4. 培养开放而不人云亦云的社会个体

在社会生活中，刻板印象其实是不可避免的。如何有效地利用刻板印象，并避免刻板印象给人际交往带来的消极影响，才是关键所在。研究发现，避免偏见的动机会抑制刻板印象的激活，并可抑制已激活的刻板印象的应用[19]。通过各种途径提高社会个体对于刻板印象及其消极影响的认识，避免相信对于复杂事件的简单解释和归因，都将有利于缓解和改善消极刻板印象的影响。具体而言，如果个体能够认识到医患关系现状有着复杂的原因，对医务人员保持开放的态度，而不是简单地把医患关系令人不满意的原因统统归咎于医务人员，那么他就更可能有动机抑制自己的刻板印象。

必须要再次强调的是，刻板印象不是医患关系紧张的主要原因，更不是唯一原因，降低刻板印象的影响无法从根本上消除医患关系问题。媒体、医疗领域专家学者和患者应该互动，共同改进“医患关系”[1]。要求医务人员仅仅依靠自己的力量就能够改善医患关系现状是不现实的。如果媒体能够针对医务人员、医疗机构作出相对均衡、客观、真实的报道，如果医生在与患者及其家属接触的过程中注意自己的态度、沟通方式和沟通内容，体谅患者的心理和现实条件，如果患者与医务人员接触的时候能够监控自己的刻板印象，避免对医务人员的行为进行预先的消极判断，尽可能客观地看待和理解医务人员的行为，根据医务人员的实际行为作出判断，或许医患关系紧张能够得到一定程度的缓解。

参考文献

[1] 孙振领，黄芳. 媒体视野中医生形象变化与医患关系研究. 湘南学院学报，2008，29 (1)：114 - 118
[2] 杨利剑. 论和谐医患关系的构建. 华中农业大学学报（社会科学版），2010 (6)：110 - 114
[3] 斯蒂芬·弗兰佐著. 社会心理学. 葛鉴桥，陈侠，胡军生等译. 上海：上海人民出版社，2010
[4] 埃利奥特·阿伦森著. 社会心理学入门. 郑日昌，张珠江译. 北京：群众出版社，1985
[5] 宋广文，单洪雪. 职业刻板印象成分及形成机制——大学生对医生认知的初步研究. 华南师范大学学报（社会科学版），2010，5
[6] 付洁. 刻板印象的生成与变化机制研究—以中国革命历史影片的英雄刻板印象为例. 厦门大学硕士学位论文，2009
[7] 何斌，杨华. 新闻报道中的渲染手法探究. 东南传播，2010 (3)：99 - 100
[8] 彭曼. 我国近期报纸医生的传媒形象研究. 华中科技大学硕士学位论文，2007
[9] 刘岱淞. 主流媒体对医生形象的建构研究——以《人民日报》为例. 复旦大学硕士学位论文，2010
[10] 卜清. 刻板印象信息编码与心理表征方式的实验研究. 西南大学硕士学位论文，2010
[11] 王沛. 刻板印象与社会情境因果建构的相互影响. 心理科学，2003，26 (4)：738 - 739
[12] 杜秀芳. 国外刻板印象研究新进展. 河北师范大学学报（教育科学版），2004，6 (6)：105 - 108
[13] 李晓庆，权朝鲁. 刻板印象对印象形成过程中信息加工的影响. 心理科学，2005，28 (3)：598 - 601
[14] 阮小林，张庆林，杜秀敏，崔茜. 刻板印象威胁效应研究回顾与展望. 心理科学进展，2009，17 (4)：836 - 844
[15] 魏佳. 新时期我国典型人物报道叙述不可靠现象原因探究. 广西大学硕士学位论文，2008
[16] 李彦平. 大众传媒对社会偏见形成的影响. 新闻界，2009 (3)
[17] 张广森. 和谐医患关系建构中患者的道德责任. 医学与哲学（人文社会医学版），2008，29 (7)：29
[18] 王萍. 医患纠纷的原因及对策研究——医患双方不同视角的审视与思考. 学术论坛，2007 (5)：90 - 92
[19] 伍艳，丁道群. 人际认知中刻板印象激活和应用的影响因素剖析. 社会心理科学，2007，22 (1 - 2)

谁动了医院的“奶酪”

王红漫

前些年有一本书《谁动了我的“奶酪”》在亚马逊网上书店畅销书排行榜上连续78周雄居第一，很是流行，深得各级领导和管理者的喜爱。作者以寓言的形式向我们讲述了这样一个既生动有趣又蕴含哲理的小故事：

在遥远的地方，住着四个可爱的小家伙——一对小老鼠嗅嗅和匆匆、一对小矮人哼哼和唧唧。为了填饱肚子和享受乐趣，他们每天奔波于一座奇妙的迷宫中，或凭着不断的追寻，或凭着聪明的智慧，都最终找到了属于自己的“奶酪”。拥有“奶酪”就拥有幸福，他们就这样日复一日地享用这些“奶酪”。终于有一天，他们突然发现这座宫殿里的“奶酪”在不经意间神奇地消失了，他们失去了赖以生存的食物来源。面对现实，嗅嗅和匆匆能够及早嗅出变化的气息，立即采取行动，适应变化，去迷宫深处寻找新的“奶酪”；而哼哼和唧唧面对新情况却一脸无奈停在原地怨天尤人，整日被愤懑与挫败感充斥着，徒劳无功地做着垂死挣扎而迟迟不去寻找新的“奶酪”。幸运的是，唧唧在看到变化（“奶酪”的变小和消失）会使事情变得更好时，能够及时反省自己并勇敢地战胜恐惧，调整自己的行为方向去适应变化。而哼哼呢？它的思维始终定格在原来的状态，不能接受变化的现实，因为害怕变化而否认和拒绝变化。结果，适应变化的嗅嗅、匆匆和唧唧都如愿地找到了自己所需的“奶酪”，而不能接受现实、拒绝变化的哼哼则停留在时间的原点，离自己的“奶酪”越来越远。

文中的“奶酪”是一个很好的字眼。表面上，“奶酪”是一种美味可口的食物；事实上，它只是一个比喻，对于不同的人来说，对于不同的时代和情景而言，“奶酪”有着不同的含义。我们可以说成是一份好的工作，一栋漂亮的房子，一个至高的荣誉，甚至是一份好心情以及各种追求。其实质则是每个人或部门手中最重要的权利、最重要的能力、最重要的资源及最重要的关系；而迷宫，代表的无疑是其处境。其实寻找“奶酪”的背后是在教会我们如何在学习、工作和生活中追求美好的人生。

这个故事所反复论证的道理同样也可以借喻到我们的医疗卫生事业中来。

对于传统的医疗资源配置而言，“奶酪”就是计划经济时代稳定的由政策形式固定下来的财政拨款和业务人群。医院都是定点医疗机构，对保障医院的业务量起了很大的作用，加之政府全额拨款，“背靠大树”，拥有享用不尽的“奶酪”。长久以来，身处舒适环境中的部分医护人员逐渐被这种幸福感蒙蔽了双眼，自信过度膨胀。甚至认为，自己天生具备拥有这份“奶酪”的资格和权利，自负地满足所拥有的一切，更没想过需要去改变那些已经不适应新的经济体制变化的传统。然而，他们却忽视了这样一个前提——我们生活在一个政治、经济、社会等多角度、多方面变化的世界：流行病学因素和疾病谱正在发生变化；户口壁垒的消除导致人口流动性的加大；医疗卫生保障制度正在进行着改革……使原本属于医院的“奶酪”越来越少，在相当大程度上使传统医院失去了稳定生存的政策基础和经济基础。面对快速的变化，一些医院和医护工作者感到茫

王红漫，北京大学医学人文研究院。

然：“谁动了我的‘奶酪’”？从而陷入了困惑。

一、医院的“奶酪”被触动

计划经济体制医院的“奶酪”被谁动了？这个问题与医疗替代相关，也与宏观政策调整相关。

1. 患者动了医院的奶酪。

随着生活水平的提高，卫生保健意识的增强和医疗常识的丰富，一方面，许多小病不需要去医院患者就可以自行解决；另一方面造成了群众对高质量医疗需求的增加。一些医院（尤其以一、二级医院为多）提供的是基本医疗服务，解决的是群众的基本卫生问题，在设备配置和人员安排上是以基础设备和初级人员为主，对恶性肿瘤、心脑血管疾病、艾滋病等的诊断和治疗爱莫能助，这都从客观上造成了医院无法满足群众高层次医疗服务需求的局面。患者的流失导致医院丢失了一部分“奶酪”。

2. 医院动了自己的“奶酪”。

“奶酪”一定要新鲜才有价值，不少医院满足于固有的传统，满足于现有的能力，而有些规则已经过时了或没用了。医院原有的“奶酪”已经变质了，又没有适时创造出新的“奶酪”，事实上是自己动了自己的部分“奶酪”。

3. 市场经济体制动了医院的“奶酪”。

中共十四大提出了社会主义市场经济，允许民营医疗机构、合资医院的设立等新的医疗卫生发展思路，使传统的医疗机构受到冲击和挑战。2002 年《国务院关于进一步加强农村卫生工作的决定》提出“要建立社会化卫生服务网络，它可以由政府、社会、个人举办的医疗机构组成，要打破个人和所有制的界限……发挥市场机制的作用”。2005 年 2 月《国务院关于鼓励和引导个体私营等非公有制经济发展的若干意见》中再次强调“允许非公有资本进入社会事业领域。支持引导和规范非公有资本投资教育、科研、卫生等社会事业的非营利性和营利性领域。在开放准入的同时，加强政府和社会的监管，维护公众利益，支持非公有制经济参与公有制社会事业单位的改组改制。”这是国家从宏观战略的角度来利用差异、制造差异，是提高卫生绩效的有效途径。2007 年 1 月在全国卫生工作会议上，吴仪副总理明确指出了一条政府卫生基金投放的新路，由过去单纯将政府医疗卫生资金投向“供方”转为直接补给“需方”，并以新型农村合作医疗为例进行了说明。医院要习惯于找市场要“奶酪”，而不是像过去那样去找政府和领导要“奶酪”。

二、医院要创造新的“奶酪”

社会主义市场经济体制的医院要创造新的“奶酪”。奶酪是丰富的，“奶酪”也是变化的，医院一旦认识到本领“恐慌”、意识到“能力缺失”、意识到“奶酪”会被拿走，就应该以一种积极的心态去适应变化，去提升能力，去寻找和创造新的“奶酪”。

21 世纪是一个变化快速的时代。变化无时无处不在发生，被拿走“奶酪”是经常的事情。如果在突如其来的变化中，我们的医院总是沉浸在“失去”的痛苦、“决定”的两难、“失望”的无奈中，那么这种态度就将成为发展的障碍。

对于医院来说，要在拥有大量“奶酪”储备时，就开始独立地蹒跚学步，经常到外面的迷宫中去探索新的天地，要学会在安逸中时刻关注周围的细小变化并尝试“预见变化——随时做好‘奶酪’被拿走的准备”，了解各种时机的选择而不是待在舒适的环境里把自己孤立起来。只有对“奶酪”不可避免变小甚至消失的情况早做心理准备，才有助于我们去适应随时发生的更大变化。

如果我们过分沉溺于原来的情景而故步自封，就会很快滑落到困境当中。所以，不要因为现在拥有充足的“奶酪”就放松警惕，这样只会让自己的嗅觉变得迟钝；要懂得同周围发生的变化随时保持联系，“追踪变化——经常闻一闻自己的‘奶酪’”，做一些力所能及的事，以便知道“奶酪”什么时候变质，从而尽量避免被意料之外的变化打得措手不及。

虽然有时变化会让人感到不安，但如果我们不去及时调整现有的管理模式，依然滞留于某处安身立命等待政府号令，时间久了，就“懒得变动”，或者“没有勇气和激情”再去变动和追寻，更不可能找到属于自己的“奶酪”。相反，如果我们适应变化、适应环境，就能找到新的生存空间。所以，“尽快适应变化——越早放弃旧的‘奶酪’，你就会越早享用到新的奶酪”。

当周围老百姓和政府部门的态度、行为都在发生悄然变化时，当医院的“奶酪”正在一点一点被民营医疗机构、合资医疗机构、药店拿走分食时，我们应有所行动了。毕竟，一味地抱怨或者等、观、靠、要对现状都不会有任何改观，走出去寻找属于自己的“奶酪”才是关键。医院的发展不能枕着政府的优惠政策睡大觉，而是要掌握控制权，主动改变，随着“奶酪”的变化而变化：从因循守旧的传统理念中尽快跳出来，改变过去自高自大的态度和行为，转变不合时宜的陈旧管理模式，不断提高自身的医疗技术水平，既要在技术上进步，又要在服务上不落后。

要坚定不移地朝着创新的方向前进，要相信新“奶酪”始终存在于某个地方。其实，现实中“奶酪”就在自己身边，就看你怎么去发现、寻找、挖掘。“享受变化！——去迎接挑战，去享受新‘奶酪’的美味”，只有当我们克服了惰性，走出久已习惯的生活，去享受全力的付出带来的喜悦时，才能得到新“奶酪”带来的报偿和奖赏。请谨记：医院的“奶酪”仍会不断地被触动。

鲁迅与张爱玲小说中的病与死

止　庵

我今天要讲的是文学家笔下的事情。尽管如此，我想还是结合医学来看文学，因为今天的课是《医学与文学》课程中的一节。这次讲座的题目是《鲁迅与张爱玲小说中的病与死》。

今天讲的两位作家——鲁迅和张爱玲，是现代中国最优秀的两位小说家。他们写了很多与“病与死”有关的文章。

例如，鲁迅有一篇小说叫《狂人日记》。狂人是一种病，在引子里就提到狂人是被迫害狂。但在医生的眼中，这种病不够狂，从医学思维出发，他的狂太有逻辑了；又如《孔乙己》的最后是主人公的死；再如《药》中华小栓因为得了结核病而吃了人血馒头，最后还是死了；《阿Q正传》最后阿Q也被枪毙了；《白光》中的主人公老考不中科举，结果就真得发疯了；《祝福》中祥林嫂也死了；《酒楼》也写到阿顺的死；《长明灯》中也写了一个疯子；《孤独者》中魏连殳最后也死了；《伤逝》里子君也死了；《弟兄》里的弟弟也生病了……鲁迅写过好多病与死。

再看张爱玲。她也写过很多病与死。她的《第二炉香》讲一个外国人与一个中国人结婚，新婚之夜新娘怪叫，导致当教授的新郎被别人另眼看待而自杀；《茉莉香片》中也提到了主人公母亲的死；《心经》中女孩恋父；《倾城之恋》开头，白流苏的前夫死了；《金锁记》中，曹七巧的丈夫死了，儿媳妇死了，儿子再找个媳妇，自杀了，曹七巧也死了……

在他们笔下，有很多病与死。但是这些都不是我们今天要讲的，因为这些病与死，跟我们将来的职业——医生没有太大的关系。在医生的眼中，这些作品确实有人病了，有人死了，但这是情节的组成部分，这其中的病与死不是作品关注的全部问题。只是借人物的病与死谈论别的话题。而今天要讲的，是鲁迅和张爱玲的小说各一部。在这两部作品中，病与死是作品的全部。大家以后参加临床工作，面对的病人就如这两部小说中写的人物。今天我就结合这两部小说来讲讲病和死是怎么一回事。

第一篇要讲的是鲁迅的《明天》。这篇小说很短，只有四千多字，很少被提及。《明天》讲的是一个叫单四嫂子的寡妇，她有个孩子叫宝儿。她通过纺线来养活宝儿。小说一开始，宝儿就生病了。依当时的情形，单四嫂子只能找中医来看。中医开了一个药方，单四嫂子按药方抓药给孩子吃了。或许是病太重，或许是药不对症，宝儿吃药之后非但没好，还死了。到此是小说的一半。单四嫂子想，“这不过是一个梦，明天醒过来，自己好好地睡在床上，宝儿睡在自己身边。宝儿醒过来，叫她一声‘妈’，然后生龙活虎地跳起来。”这是单四嫂子刚开始时的想法，当然这也只是她的一个愿望，就如病人刚死时，家属通常会有这样的想法。等到棺材抬来了，宝儿被安葬了，单四嫂子想到这个屋子里只有她一个人了，她就认为宝儿确实是死了，不会再回来了，还魂也是不可能的了，无法再见到宝儿了。她自言自语说道：“宝儿你该还在这里吧？你给我梦里

止庵：原名王进文，著名评论家、出版家，北京大学医学部校友，新星出版社副总编辑。

见见吧?”她希望她能做一个梦，能够在梦里见到死去的孩子。小说到这儿就写完了。这就是鲁迅的这部小说的全部。描写的完全是我们以后会见到的一个病例，或者说是以后会见到的病人和病人家属。

小说结尾写单四嫂子想梦见宝儿，而睡着后有没有梦见，小说并未提及。过了些年，鲁迅将这本小说收在他的一本书里，这本书叫《呐喊》。他说（当时这篇小说发表在《新青年》上），那时的主帅，也就是陈独秀，“是不主张消极的”。所以在《明天》里也不讲单四嫂子竟没有做到看见儿子的梦。既然是《呐喊》，就得听将令，所以就用了曲笔。这个曲笔就是没有梦见死去的孩子，想得到安慰而不得。这就是鲁迅在1920年元旦时写的小说。

这个故事非常简单。它与我们刚刚提到的一部小说里的一个人很像——《药》中的小栓。撇开革命烈士夏瑜我们只看小栓。小栓得病了，他的父亲想去找一个偏方——人血馒头。吃了这个馒头，小栓还是死了。这里的小栓很像《明天》里的宝儿。

我们再来看张爱玲的小说。今天我们要讲的她的小说是《花凋》。《花凋》讲有一户人家有很多个女儿，都长得很漂亮。隔一阵儿嫁出一个女儿，最后只剩下最小的女儿郑川嫦了。川嫦未来的路就是找一个好的夫婿，过美好的生活，当然是没有什么特色的美好生活。郑川嫦到了谈婚论嫁的年龄。人家给她做媒，男方是一个医生。两人见了面，女方请男方，男方请女方，慢慢地郑川嫦就觉得合适了。他们遵从旧式婚姻，与现在交男女朋友不太一样，他们之间没有什么接触。最后一次是两人见面去跳舞，只拉了一下手，这是唯一的一次接触，约好了第二天还要见面。故事从这儿才开始。当天晚上川嫦就有点不舒服，第二天就发烧病倒了。病了一个多月一直卧床不起。未婚夫是大夫，于是给她做检查。一检查就坏了，说川嫦得了肺结核。以前的肺结核没有方法可治，不像现在有药物治疗，比如鲁迅就是得了肺结核死的。白求恩是当时全世界最有名的胸外科专家，他发明了往胸腔打空气针，用制造气胸的方法来治疗肺结核。于是川嫦的未婚夫就天天来给她打空气针。未婚夫就对郑川嫦说他等她。川嫦的病情一直没好转，未婚夫还是天天来看她。但经过两年，她已转成骨结核，卧床不起了。她听说男方有了女朋友，是一个护士，于是她觉得自己完了。小说是这样写的：“无望了，以后预期着还有十年的美，十年的风头，二十年的荣华富贵，难道就此完了吗?”她要求见见男方的女朋友。小说里就有一段心理描写，叙述了川嫦作为一个病人怎么看待男朋友的女朋友。她觉得这个护士是个“小圆脸，窄眉细眼，五短身材，穿一件薄薄的黑呢大衣，襟上扣着一个小铁船的别针，显得寒素”。而郑川嫦本人是一个美女。小说中是这样的写她的：川嫦从前有过极其丰美的肉体，尤其丰美的是那一双华泽的白肩膀。然而出人意料之外的是脸庞却偏于瘦削：峻整的、小小的鼻峰，薄薄的红嘴唇，清炯炯的大眼睛，长睫毛，满脸的颤抖的灵魂，充满着深邃洋溢的热情与智慧，像艾米莉·勃朗蒂（《呼啸山庄》的作者）。而现在呢，她觉得她的肉体在大夫的手底下溜走了。她一天天地瘦下去，她的脸就像骨架上绷的白缎子，眼是白缎子上落的灯花，烧成两只圆圆的大洞。可是这样的一个郑川嫦，看到她的男朋友的女朋友，她还是不太满意。她第一个不可理喻的感觉就是放心，因为这个人相貌平常。第二则是嗔怪她的情人没有眼光，曾经沧海难为水，怎么选了这样一个次等角色，这对于她来说是一种侮辱。第三个，也是最强的感觉，是愤懑不平，因为她爱她的男友，她觉得唯有一个风华绝代的女人才能配得上他。而这个护士，既不够资格，也还不知足，当人面故意和男友闹别扭。川嫦听在耳中，又惊又气。她心里觉得她的男友是最合理想的人。小说还写道：是的，她只知道云藩（她男友）的好处；云藩的缺点，只有等到旁的女人和他结婚才能慢慢发现了，可是，不能是这么一个女人。这也就是张爱玲对郑川嫦的一段心理描写。

郑川嫦觉得自己完了，因为病情已经转成了骨结核。她觉得自己一寸一寸地死去了，这个可爱的世界也一寸一寸地死去了。她于是不想活了，趁家里人不注意，想去自杀。她打算用50块钱——沦陷区的50块钱已经不值钱了——买一瓶安眠药，再到旅馆里开个房间住一宿，在那儿吃了。然而两年没出门，她不知道物价飞涨，50块连安眠药也买不了，所以根本没法自杀。于是她只能坐车去饭馆吃了饭，然后看看上海是什么样，就回家了。在家里她看着镜子里的自己，她扶着母亲，说看着自己像一个大的白蜘蛛似的。然后她就哭起来了。她说"娘，娘，我怎么变得这么难看了。"小说还欠一个结尾，待会儿再跟大家讲。

我们把这两部小说放在一起看，我们发现，这是鲁迅与张爱玲这两位作家描写的唯一直面不可挽回的疾病和不能不到来的死亡，也是中国现代小说史上少见的直面病与死的作品。我们可以想一想，川嫦也好，宝儿也好，这其中有个一贯之处。实际上鲁迅只写了一个人生病了，然后死了，写了他的母亲的希望，但并没有写这个希望能不能实现。而张爱玲把鲁迅没有写的东西接下去写。他们很冷静地看待这样的病例。我发现他们在表达这两件事情上，非常彻底。郑川嫦最后也死了，宝儿也死了。鲁迅和张爱玲在写这两个人时笔法相当冷静，看待整个事情非常客观。我们可以说我们能看到同情，但是这样的同情是藏在很后面的。我们更多的是看到一个非常严酷的现实，也就是鲁迅所说的"主帅是不主张消极的"中的"消极"。而张爱玲，我们可以用另一个词——严酷。这确实是一个病人患了不治之症后面对的真的现实、真的命运。在中国其他作家的笔下，要么就是不忍心去看待，要么就是没想到，他们很少这样去写。在鲁迅和张爱玲，他们就恰恰看到了这件事情。

鲁迅没写宝儿怎么想，而写了单四嫂子是怎么想的；张爱玲则更多写郑川嫦是怎么想的。我们把这两部小说放在一起就可以看出病人及病人家属的真实想法。这是一个人间的视点，是一个人得了病以后他的视点，是一个普通人的视点。每个人都有喜怒哀乐，都有很多希望，关于自己，关于别人。在鲁迅笔下，单四嫂子想把宝儿抚养成人，想两个人相依为命，想孩子给她养老、送终，这是一个正常人的想法，非常普通的想法。小说中鲁迅多次写到单四嫂子是一个"粗笨的女人"，在我理解，就是普通的女人。咱们到北医旁边的三院（即北京大学第三医院）的楼道一看，好多都是单四嫂子，他们都是这么想的。而在张爱玲笔下，她更多地偏向病人这一方。郑川嫦对幸福有预期，有准备，她希望能过上好的生活。她如张爱玲笔下的大多数人一样，她有一个好的开端，但也如张爱玲笔下的大多数人，没有一个好的结局。只不过郑川嫦的这个开端太短了，只是摸了一下她的未婚夫的手，只是期待了第二天能再见面，短得好像根本不是开端，然后就是她的病、她的死。所以小说中郑川嫦是完全被幸福、可爱的世界隔在外面了。

同时，我们也发现小说中有另一个视点，就是很冷静地看待这一切，很冷静地表现这一切，很冷静地告诉我们这一切是不能不发生的，这一切只能是如此的视点。这个视点好比一个人站在天上看向人间，看着无数的川嫦、无数的宝儿、无数的单四嫂子，他们是如何地憧憬未来，如何地幻梦破灭，如何地走向死亡。这个视点我们可以称为天的视点，或是自然的视点。

从第一个视点——人间的视点出发，我们可以充分看出人的愿望，这个人在世界上生存的动力，以至于包括像川嫦这样的一个人，如何期待自己活，如何看着自己的世界分崩离析，甚至于她自己毫无立足之地。而站在俯视这一切的立场上看，看到的是这一切的虚幻，看到这一切的终结。我们以后做医生，就是游离在这两种视点之间。这两种视点我们可以拿中国古代的两本书做代表。人间的视点我们可以用《论语》做代表。孔子在《论语》中讲的就是人之常情——怎么做才能好，怎么做才能对自己好，怎么做才能对别人好，怎么做才能对社会好。这完全是一个人间视点。孔子从未站在人间视点之外看问题，甚至从来没考虑过死的问题。有人问他生死，他说：未知生，焉知死？实际上不是他不知死，而是他关心的是生的这个阶段。而另一个视点——自然的视点，我们可以用《老子》做代表。老子自始至终是站在认同自然的视点上看待这个世界。他说：天地不仁，以万物为刍狗。所谓刍狗，就是祭祀用的扎着草的狗。天地是不仁的，它把万物有用就用，用完就扔。他还说：圣人不仁，以百姓为刍狗。……他说了一堆话，我们会发现，他都是站在天的角度。而按孔子的立场，则是站在刍狗的角度，作为万物之一，在这个世界上好好活。而老子站在天地的立场看万物。我们看世界，也是用这两种视点。就算这样有些悲观，但是看世界，确实就是这两种立场。

我举一个我身边的例子。很多年前有人让我去编一份报纸，我拒绝了，我推荐了我的一个朋友去办这份报纸，他办得非常成功。他是天津人，来到北京办这份报纸，出版社看了以后非常满意，准备把他调来北京。当天晚上我们在一起吃饭，他买了好多 DVD，我们就在他单位给租的平房里看。他说他太太是下岗职工，他孩子在上高中，他准备把他们带到北京来……说的都是这样的事情。第二天单位开会，这个人没来。领导于是急了，往天津打电话，而天津那边又说他没回来。当时是冬天。最后，我们发现他那晚煤气中毒死了。这事到现在都让我很难过，本来是我的工作，而他因为我而出事。就像单四嫂子一样，他的家里有个下岗职工，他有个孩子上高中，头一天晚上他还讲了很多关于未来的期望。最后我们站在这个人的立场上看，每个人来到北京，对自己的未来、对自己的明天都有很多的期望。而站在我们之上的天的立场上，则完全是另一种感受。而这两种立场在我们现代作家中，很少有人考虑到还有第二种立场。而鲁迅和张爱玲就是把这两件事情都看在了眼里。

现在我想跟大家讲我们刚刚没讲的一件事情：怎么在同一个小说中如何出现两种立场，就像我刚刚说的真实生活中的事情一样。在《花凋》的结尾，川嫦想自杀，而没有办法自杀。她连死的可能性都没有了，她只能回到家里。小说是这么写的：可是有时候川嫦也很乐观，逢到天气好的时候，把枕头和衣服放在太阳下晒过，留有太阳的气味。而她的母亲在弄堂的外边发现了一家鞋店，特别便宜，所以她妈妈给每个人都买了两双鞋。虽然川嫦常年不下床，但是她妈妈还是给她买了两双鞋——一双绣花鞋、一双皮鞋。现在虽然嫌大（因为她得骨结核后瘦了），补养补养，胖起来的时候，就合脚了。不久她就要设法减轻体重，控制着吃，光吃胡萝卜和花旗橘子（就像我们现在减肥似的，）早晚做柔软体操。川嫦把一只脚踏到皮鞋里试了试，感觉这种皮很牢，总可以穿两三年。小说结尾的一句话，另起一段：她死在三星期后。在川嫦的视角里，她还是对未来有很好的期待。而“她死在三星期后”，这是上帝的声音，是自然的声音。所以我们可以说，这两种视点——人间的视点、自然的视点是同时存在的。

张爱玲还写过另外一本小说——《留情》。在这本小说中的一小段我们可以提一提，更明白以上的两个视点是怎么回事儿。《留情》中讲到一位李先生，他有一个太太，而在外面又讨了一个小老婆，这是当时的法律允许的。他一直在小老婆那儿住。李先生六十岁了，小老婆只有三十岁。小说一开头，大太太病了，李先生回去看她。小老婆则有点不高兴，回到姨妈家中，不满意李先生还老想着大太太。李先生回来了，她就气消了。这时写到天上出现一道彩虹。小说中这样写的：李先生看着虹，想起她的妻（大太太），她快死了，他一生中的大部分也跟着死了。他和大太太之间发生的各种矛盾、悲伤、气恼都不算，因为她要死了。李先生看着虹，对于这个世界，他的爱不是爱，而是一种痛惜。可是就算是这样，他还是要跟小老婆继续活下去。而李先生的太太想的，就应该是川嫦的感受。在此张爱玲所写的，就像鲁迅小说中的单四嫂子——一个跟病人密切相关的人如何看待这个病人的行将死亡。

我们的话题有点儿沉重，但是我们将来的职业面对的，就是这么沉重的问题。一方面我们尽我们最大的力量，但另一方面我们的力量有限。前者体现的是人的视野；而有朝一日当我们感到自己的力量有限，我们就看到了隐藏着的上帝的、自然的眼光。

这对于一个人来说很难：什么时候应该这么做，什么时候应该那么做，如何获得一个好的、合理的、不虚妄的人生呢？有一本书，肖斯塔科维奇的回忆录，中间提到古代俄罗斯的一段祈祷文：主啊，请赐给我力量去改变能够改变的事物；主啊，请给我力量去忍受不能改变的事物；主啊，请赐给我智慧去分辨这两者的区别。其实我们刚刚说到的一大堆的话，川嫦也好，单四嫂子也好，宝儿也好，《留情》中的男女主人公也好，归根结底，就是我们所面临的一个人在一生中的问题。这个世界存在于我们的感受之中，但这个世界不是我们的。这个相对应的矛盾，就是我们作为医生，作为医疗工作者，必须面对的事。这是否太悲观了呢？这完全看我们如何理解。

我们回过头讲老子和孔子。老子是在自然的立场看世界，看到的是无情的世界；孔子站在具体某个人的立场上看世界，他看到的是一个有情的世界。当我们把这两种视点放在一起，把孔子所说的放在老子所说的立场之下看待的话，我们就会获得一个新的立场。老子说天地不仁，“仁”字里面有两个人。在老子看来，在天地看来，这两个人是没有区别的。而在孔子看来，这两个人是特指的。孔子有一位学生叫有子，说：“因不失其亲，亦可宗也。”“因”是什么呢？指的是亲人，指的是父子、兄弟的关系。就像我们对待自己的父母、对待自己的兄弟，我们就会看得比别人重，因为其中有血缘关系。我们可以把对亲人的关注，推广到非亲人间。这就是孔子所说的理想社会。而老子觉得天是无偏私的，对所有人都一视同仁。而孔子认为天是有偏私的，我们应该把这种对亲人的偏私推广到非亲人间。结合起来我们可以有这样的一个立场：天是没有偏私的，而正因为天没有偏私，我们应该有偏私，而且应该把这种偏私推及他人。这个立场就是我下面要说的，我们作为医生应有的立场。

我当过医生，所以知道作为医生，社会对我们都有所期待。我有很多朋友都觉得，找对象都愿意找医护人员，因为觉得家里有一个医生或者护士就可以照顾着自己。其实并不是这么一回事。因为医生和护士都特别忙，回到家就觉得你要有事就赶紧上医院，见怪不怪。因为我们在医院，天天见病人，观点很快就转变了。一开始是有人的视点，对谁都很关怀，可是工作的疲乏让人很快就没有了这样的视点。医生确实有这样的职业病。尽力，而发现自己力量有限。

我们面对像宝儿、像川嫦这样的事情，结合医学史我们知道，在鲁迅写《明天》的20年代、张爱玲写《花凋》的40年代，要是得了结核病人就没法治了，就像我们现在得了晚期癌症一样。而这样的事是每天都要发生的，是没有办法去改变的，只能尽力。你们将来从事的职业——医生的实质，是我们站在人的立场上，把一个人所能发挥的力量发挥到极致。在人和天的抗衡中，最大程度地发挥人的力量。这就是医生这个职业的实质。这就相当于其他职业中的某一些特点：运动员要跑得最快，宇航员要飞得最远，航天飞机要飞得最高，火车要开到速度最快——从这一些方面来说，它们的本质是一样的。但有一点，我们作为医生跟其他职业不一样，有一个根本的区别：我们面对的是自然超越人之上的眼光。在我们从事其他职业时，不会面对这样的问题。我们看宝儿也好，川嫦也好，单四嫂子也好，他们的那点儿愿望，他们对于生存以及以生存为基础关于幸福、美好生活的愿望，都是最基本的愿望，都是基于生存的，这与其他职业有很大的区别。没有生存，这一切愿望全都不会有。作为一个医生，我们站在人的视点以外，我们要尽量让这个人的视点延续下去，我们要尽可能地改变他们的命运，让他们站在他们的愿望上更好地活下去。回到这个话题，作为一个医生，我们感到非常困难。我当时当了几年医生，后来不干了，很大程度上与这个有关。

前几个月，我到深圳的一个中学去参加一个与医学无关的活动，讲了一堂课。从教室出来后，见到教室门口有位女同志——与我年龄差不多——在等我。她说她是我的校友，是北医79级医疗系毕业的。她说她原来是北京天坛医院神经内科的大夫，80年代她丈夫作为人才被引进到深圳，她就同去了。她现在在这个学校的校医室里当校医。她这么多年一直在想，她做得对还是不对。她勾起了我的想法，我也不知道我这么多年做得对不对，可是我得先回答她。我说，你作为一个校医室的大夫，面临的最严重的是什么事呢？不外乎一个学生跑步把胳膊摔折了吧，这还不用治，只管送医院就好了对吧？她说对。我觉得这就是校医与医生的区别。校医的责任也就这么大，而医生的责任，关乎这一个人的生命，关乎他的生与死，关乎他个人对未来的期望，对于他的期许，关乎一家人对他的期许。这个责任比你现在的责任要大得多，你愿意承担那个责任吗？她说这么多年她就等有人跟她说这句话，她觉得现在她的工作很好，她就走了。

刚刚跟大家所讲的，涉及很多与我们职业相关的问题。

我们再回到鲁迅与张爱玲的小说中。

刚刚说到鲁迅的小说中写到一个中医，他开了药，孩子吃了，就死了。这其中包含着鲁迅对中医的看法。在张爱玲的小说中也写到一个医生，他尽了自己的力给未婚妻治病，但无能为力。我们作为医生，经常会处在这样一个立场上。我们现在学习，将来会有很高的医术，将来可以治好很多人，可以挽救很多人。而就如我们刚刚所说，我们做的一方面是把别人的视点延续，另一方面就是把我们的视点，我们作为人的力量去抗衡自然的力量，但是这是有限的。但因为它是有限的，所以我们就得把我们的力量都尽到。因为如果这个世界只有天的视点而无人的视点，那么我们的文学家给我们揭示的悲剧就会发生。

这就是我们今天的话题。

下面的时间我想由我刚才所说的两个视点延伸到病与死以外去，把这两个视点放到更大的背景中。实际上我们可以把单四嫂子和宝儿的遭遇或者郑川嫦的遭遇理解成一种比喻。鲁迅和张爱玲不一定要去写一个疾病，疾病是这个世界的一个比喻。虽然他们都写得很好，但这只不过是一个比喻罢了。我们可以把单四嫂子和川嫦理解成社会上的一种人，就是我们每一个人，我们在这个世界上都有一个好的愿望，一个好的期待。只不过我们把宝儿和川嫦的病看成了一种命的比喻，其中也有他们的愿望。当我们换一副眼光来看待，我们就发现这可以不限于医学。世界上有一种人，他们对这个世界有一些看法，这有别于一般人的看法。

鲁迅在《野草》中写过一篇很短的文章叫做《利润》。说有一家生了一个孩子，大家来看。有个人说，这孩子将来会发财，大家给了很多的掌声；第二个人说，这孩子将来会当官的，大家同样给了很多的掌声；第三个人说，这孩子将来会死的，大家给他一顿痛打。鲁迅说，富贵是虚幻，要死是实话。说了实话的挨打，说了虚幻的得好处。同时我们看鲁迅写的《明天》和鲁迅在《呐喊·自序》中写到的单四嫂子想梦见儿子却没有梦见，但是最终没有写这一笔。我们把这些东西放在一起看，就发现其实鲁迅对这个世界上的一种东西很质疑，他质疑的是好的东西。他认为这种好可能是一个谎言，但他没有把这样的事情写出来。他只写了一篇小说，即是《明天》。

这本小说跟其他小说非常不一样。阿Q也好，孔乙己也好，祥林嫂也好，他们都有一些问题。孔乙己偷书，没有什么能力；阿Q是一个乡村的无赖；祥林嫂算是鲁迅笔下比较可爱的一个人了，但是祥林嫂自己也有一点儿问题，至少她的孩子被狼吃了她却不知道。但是我们回头看单四嫂子，她没有任何问题。她的孩子病了，按当时的医疗条件给他治病，治不好，她没有责任，而三岁的宝儿更没有责任。

而在张爱玲笔下，川嫦要结婚了却得病了，她越病越重，这事儿她也同样没有责任。我们再看张爱玲笔下的其他小说。其中有一部叫做《茉莉香片》，讲到一个男同学和一个女同学。女同学的爸爸是这个学校里的老师，男同学则最崇拜这个女同学的爸爸，以他为人生的楷模。所以一旦上这个女同学的爸爸的课，这个男同学就老紧张，答不上问题，还不断挨老师批评，被说成没有出息。越是如此，这个男同学心理负担就越重。有一天他回家翻他早已去世的母亲的东西，发现这个老师跟他妈妈认识，他们可能曾经是男女朋友，但是最后没成。所以这个老师找了别人，生了这个女同学。他妈妈找了别人，生了他。如果老师找的是他妈妈，那个女同学应该是他，现在那个女同学占了他的位置。他就觉得这个女同学是他的仇人，是他人生最大的障碍。老师对女儿疼爱有加，而这份疼爱本应是给他的。所以有一天他就对这个女同学起了杀机，在学校举行晚会时把这个女同学叫出来想把她打死，从山顶打到山下。但这个女同学没死。我们回到这个女同学这儿，她没有任何错误，却落得如此下场，为什么呢？就是因为她要帮助这个男同学，越帮助这个男同学她就越惨。我们发现这与川嫦是有相像之处的。

张爱玲笔下的另一本小说叫做《红玫瑰与白玫瑰》。男主人公叫童振宝，他以前有一个没成的女朋友。现在他从英国回来，来到上海，住在一个同学家。这个同学的太太叫做王娇蕊，是一个南洋女子。小说中王娇蕊是一个情种，也就是专门跟人家谈恋爱然后把别人抛弃的人，在她的众多风流韵事中，她始终掌握主动。现在童振宝住在王娇蕊家，她丈夫出差了。王娇蕊看上了童振宝，他俩就好了。这回王娇蕊非常认真地像一个小女孩一样地爱童振宝，与以前完全不一样了，变得特别纯洁、纯真。可是童振宝不要她，他要好好找一个人。王娇蕊就不知道为什么了，每次都是她抛弃别人，这回她认真了却被抛弃了。好多年以后，他俩在公共汽车里相遇，这时候童振宝已经找到“白玫瑰”，成家了。他看见了王娇蕊，王娇蕊非常美丽，可这时已经徐娘半老了，已经发福了。王娇蕊对童振宝说：“我还是爱着你。”她还延续着多年前的爱。于是童振宝哭了，他觉得太心酸了。

我们看王娇蕊的故事，在与童振宝的关系中，她是一个好人啊。可是为什么落得这样一个下场呢？我们把鲁迅与张爱玲放在一起来看，就会发现他们对这个世界上的好，是质疑的。他们认为这个世界上的好男子、好女子，这些好人，他们不一定能有好的结果，甚至可能他们对于好的追求，正是他们落得如此命运的原因。为什么中国突然出现他俩这样的人，会遥相呼应，这么写呢？我们回到刚才说的视点。是因为他们站在一个自然的视点来看待人间的。站在这样的视点上看人间的话，我们每个人都像一个小蚂蚁一样，是非常可怜的人。王娇蕊有王娇蕊的梦，郑川嫦有郑川嫦的梦，闫丹珠也有她的梦，宝儿和单四嫂子也有他们的梦。但是他们的梦，都是要破灭的。

我们归结一下，我们无论是把这两部小说看成一个实例，还是看成一个比喻，我们的世界都是有这两种眼光的。作为一个人，你只能用人的眼光来看待自己，来看待自己的未来，来看待自己周围的一切——你的亲人，你的朋友，你的国家等等一切。但是这个立场是有限的。鲁迅也好，张爱玲也好，他就是告诉我们，站在人的立场，他们写得非常出色，使我们非常感动。我们同学回家，看一下《明天》、《花凋》，我们一定会感动。但是，在这之外，我们还有一个视点，那是天的视点。我们作为医生，就是要站在这两个视点之间。我们作为这个社会上一个理性的人、一个健全的人，当我们思考这个世界的一切的时候，我们有时候也不能不带有这两副眼光来看。我们回顾我们的历史，回顾我们的现实，我们就会发现，有很多人、很多悲剧，就是因为这两个视点之间的差异而产生的。

我再强调一下，鲁迅也好，张爱玲也好，他们揭示了这个事儿。鲁迅讲的那个小故事的三种回答，有人说孩子会做官，有人说他会发财，有人说他会死。我们这个世界是需要虚幻的，不能天天都只有人告诉你要死的。比如说你来北医，别人不能总是告诉你你要死的，那样你活着还有什么意义呢？但是，世界上有这样的一种东西，它告诉我们美好的梦，我们对于未来的理想，我们的那些愿望，都是相对的。这也就是鲁迅也好，张爱玲也好，给我们的最大的启示。我们作为医生，可以反其道而用之，就是在自然、天的视点下，坚持人的视点，努力把这个人的视点延续，尽可能尽我们的力量，这就是病人最需要医生的地方，也是医生这个职业最令人向往的地方，也就是这个社会最需要医生的地方。

今天我的课就讲到这里。

（本文根据止庵先生在北京大学医学部的演讲整理而成，未经本人审阅。整理人：梁田）

生死的智慧，绘本里都有

江思南

谁都以为绘本是童书，其实，它不仅仅只是童书。在美国、日本和中国台湾，它是医生常常推荐给病人阅读的书，也是医生、护士、家人在病床边深情朗读给病人听的书，它能帮助病人坦然面对死亡，认识死亡的意义，爱的意义。

在安宁病房、癌症病房里为什么要让病人读绘本？因为它最真切、最质朴、最感性、最温暖、文字最少，道理却最深刻。

柳田邦男告诉我们：人一生中有三次倾心细读童书的机会，第一次：自己是孩子时；第二次：自己养育孩子时；第三次：自己进入人生末期或者遭遇疾苦折磨的时候，面对衰老、疾痛，甚至直面死亡时，我们会意外地从童书中读出全新的人生滋味。

1.《逃家小兔》与灵性照顾

电影《心灵病房》（Wit）中有一组感人至深的镜头。主人公薇薇安临终前，白发苍苍的老师来到病房，她将薇薇安轻轻地搂在怀中，一起入神地朗读绘本《逃家小兔》。刹那间，一切归于纯粹，死亡的恐惧与忧伤消弭在《逃家小兔》温情的画面中。

《逃家小兔》讲述了一个再简单不过的故事，一只小兔子觉得自己长大了，不愿意与总是待在妈妈的兔窝里，一心要离家出走，慈爱的妈妈舍不得，于是，一段温暖的对话展开了。

——我要跑走啦！小兔子说。
——如果你跑了，我就去追你，因为你是我的小宝贝呀！妈妈说。
——如果你来追我，我就要变成溪里的小鳟鱼，游得远远的，
——如果你变成溪里的小鳟鱼，我就变成捕鱼的人去抓你。
——如果你变成捕鱼的人，我就变成高山上的大石头，让你抓不到我，
——如果你变成高山上的大石头，我就变成爬山的人，爬到高山上去找你。
——如果你变成爬山的人，我就变成小花，躲在花园里，
——如果你变成小花，我就变成园丁，我还是会找到你。
——如果你变成园丁，找到我了，我就要变成小鸟，飞得远远的，
——如果你变成小鸟，飞得远远的，我就变成树，好让你飞回家。
——如果你变成树，我就要变成小帆船，飘得远远的，
——如果你变成小帆船，我就变成风，把你吹到我要你去的地方。
——如果你变成风，把我吹走，我就要变成马戏团里的空中飞人，飞得高高的，
——如果你变成空中飞人，我就要变成走钢索的人，走到半空中，好遇到你。

江思南，北京大学医学人文研究院。

——如果你变成走钢索的人，走在半空中，我就要变成小男孩跑回家，

——如果你变成小男孩跑回家，我正好是你的妈妈，我会张开手臂好好地抱住你。

玛格丽特·怀兹稚气温暖的文字，配上克雷门·赫德同样稚气舒展的绘画，让人心中充满着浓浓的爱意，同时充满了生命的智慧。居家—离家—归家，不仅是小兔子对生命的遐想，也是真实生命的轮回，小兔子无论身处何方，无论如何变，妈妈的爱都环绕在身旁，小鳟鱼、高山上的大石头、小花、小鸟、小帆船、空中飞人，不过是生命的呈现方式不同而已，她可能是一瞬间，也可能是一辈子，生和死就是在不同的遐想中穿越，自由、浪漫、无所畏惧，也无所忧伤。因为，我们心中有妈妈（亲人）绵绵不绝的爱。

于是，主人公薇薇安在《逃家小兔》的绘本故事里飞向天国。

在影片《心灵病房》中，《逃家小兔》只是一个小道具，却是一道诗意的门槛，我们每一位直面生死的人都需要这道门槛，任我们诗意地去踏过。

导演的确不同凡响，从童书中挑选了这么一本富有隐喻的绘本，给一位文学博士、大学教授作离别的精神跳板。但本书似乎没有降低她精神海拔的意思，恰恰为她的飞翔平添了一份纯粹。

诚然，为什么活，怎样活？为什么会死，怎样去死？这些人生的真谛，童书里都有。

2. 一起来分享《獾的礼物》

《獾的礼物》是一本跟孩子（对于从不思考死亡的成年人来说，我们的死亡意识仍旧停留在孩童之年）谈论死亡的书，却充满着安宁和温暖，处处流淌着爱与恩宠，没有丝毫恐惧和恐怖。对于生命终末期的人们来说，这一份温暖也同样点点滴滴在心间，久久回味。

故事的主人公是一只大家不太熟悉的动物“獾”（一种善于挖洞、敏于奔跑的灵畜），他已经很老、很老了，却还常常帮助他身边的动物，他是一个让大家觉得有依靠和信赖的朋友。一个冬日的早上，他在家门口往外看，看见邻居家的孩子土拨鼠和青蛙在田野里尽情嬉戏，比赛奔跑，一派青春四射。于是，他越发感到自己老了，胳膊和腿都不得力了，精神头也大不如前了。就在这一天晚上，獾吃完晚饭，点燃壁炉，坐在安乐椅上闭目歇息，一个美丽的梦境把他引入一条长长的隧道。他走呀走呀，突然，他发现来到了另一个世界，于是他丢掉拐杖，高兴地往前跑，这是哪儿呀？喔，原来自己一脚迈进了天堂（寿终正寝的死亡就是穿越梦境抵达天堂）。

第二天早上，狐狸最早发现獾的“长眠不起”，并把獾的死讯告诉了全村的动物们，大家都很难过。冬去春来，村子里动物们谈论得最多的就是冬天离去的那头老獾。

土拨鼠第一个讲起獾的往事，“獾的手可巧了，是他教会我剪纸。现在我可以一刀剪出一串手拉手的土拨鼠”。

青蛙告诉大家：“我过去会游泳，但不会滑冰，是獾手把手教会我滑冰。我如今是冰山健将了”。

狐狸接着说：“我虽然智力不输给别人，但我的领带总是打不好，每次外出都要折腾半天，是獾教会我熟练地打领带。如今我会系各种花式的领带，有些系法还是自己发明的”。

平时里寡言少语的兔妈妈也告诉大家一个秘密：“我们平时只会啃萝卜，是獾把烤姜饼的秘方告诉了我，教会我来做姜饼，可好吃了。现在，大家都夸我手巧、厨艺高，都搭帮獾的教导。”

所有的动物都对獾有一段特殊的回忆，如同獾给每一个动物都留下了珍贵的礼物。有了这些礼物，他们可以互相帮助。如今，獾离开了，一点儿遗憾都没有留下。

于是，土拨鼠提议，大家一起对着迎面而来的春风轻轻地呼喊：“獾爷爷，谢谢您，给我们

留下这么多的礼物!”他们都相信，远在天堂里的獾一定能听到他们的问候。

故事讲完了，獾给大家留下这么多的手艺。其实，这里饱含着他对大家的爱。我们每一个人、每一只动物，都无法逃脱死亡，但是，因为有爱，我们虽然肉身消失了，但却能够留下许多美丽的礼物，也收获了记忆里的尊重和怀念，想着有这么多的“礼物”，生命的旅程就显得充实了许多，也豁达了许多。

3. 小布鲁诺的疑问：爷爷究竟在哪里?

我不知道人从什么时候开始会有死亡意象和意识的萌生，于是带着这个问题去问周围的人，答案真是五花八门：

——大约在第一次生大病，躺在医院里的那一刻；

——在亲人、朋友亡故的追思仪式上；

——在明显感觉到躯体衰老的时候；

——常常会是意外事故前的直觉……

这些想法都有道理，时间都在成年之后。但是，德国自由作家阿梅丽·弗里德的答案是童年时代。都说德国人很哲学，才会比我们早那么多思考死亡命题。唉，让童稚的心灵承受死亡意象似乎太过沉重，太过寒冷。

这样的担心都是多余的。在阿梅丽·弗里德的故事里，在雅基·格莱亚的画面里，死亡并不沉重，也并不寒冷。相反，有着别样的诗意和温暖。不信，请打开这本《爷爷有没有穿西装》。

布鲁诺，一个有着与罗马鲜花广场为自由意志殉难的英雄相同名字的主人公，是一个真正的小不点儿，个头只有爸爸妈妈膝盖那么高。在这个三岁童子的眼里，死亡是很庄严、很神圣的时刻。因为，爷爷此时穿上了西装，系上了领带，皮鞋还擦得锃亮，而且就这样“睡着”了。在平时里，爷爷一定是穿了西装不睡觉，睡觉时不穿西装。

大人告诉小布鲁诺，这身打扮是为了告别，为了葬礼。因为爷爷要睡过头，不再醒来了。死，就是在一个雨天里睡着了。

真正让小布鲁诺不解的是爷爷究竟去了哪里？葬礼那天，他分明看见爷爷被安放在墓地里深深的地坑里，但爸爸却说爷爷在天堂。难道天堂不在天上，而在地下？妈妈的解释也很奇怪，爷爷的身体在墓地里，爷爷的灵魂在天堂。明明是一个爷爷，怎么就分开来了？身体躺在墓地里，灵魂活在天堂里?

死亡的事情还没有弄明白，又冒出一个灵魂的事情。什么是灵魂，妈妈不愿意告诉布鲁诺，说是几句话说不明白，或者说明白了，小布鲁诺也听不明白。其实，妈妈太小看她的孩子了，小布鲁诺心里很明白：

——灵魂，就是爷爷身上那些让我喜欢的东西。

多么天性率真的解读呀。我们每个人身上都有一些让别人喜欢的东西，活着的时候，这些东西被人赞扬，死了之后，还会被人长久传诵。

自从爷爷穿着西装离我们而去，再也不回来了，小布鲁诺就有了“我也会死”的意象。

有一天，他去问爸爸：我什么时候会死呀?

爸爸比妈妈有耐心，他告诉小布鲁诺：没有人知道自己什么时候会死，因此，我们度过的每一天都可能是生命的最后一天。所以，印第安人有一句名言：把每一天都当做自己的最后一天去活。

这句名言影响了许许多多的人，他们珍惜生命中的每一天，同时也把别人喜欢的东西播撒出去，去爱身边的人，关怀受苦的人，这个世界才可爱起来。

小布鲁诺真是爱思考，他的下一个问题是人人都上天堂，那么天堂会不会有一天住满了，拥挤不堪呢？爸爸笑着对他说，不会的，有些灵魂会飘出来，跟随一个新生命重新来到我们的世界。果然，爷爷死后一年，米茨姑妈的肚子大了起来，不久生下一个小弟弟。难道他就是爷爷的灵魂重新来到我们中间？不过怎么看都不像。

小布鲁诺的问题一串串，关于生生死死，关于应该怎么活，一切都在朦胧之中逐渐明白了。小布鲁诺也就长大了，个子也高了，灵魂也变得丰满了。

4. 一只灵猫和超时空的生死彻悟

人类珍惜生命的念头已经由来已久了，理由很简单，因为人的生命只有一次。倘若人的生命可以有很多很多次，我们还会如此珍惜吗？这是一个悬题。

要回答这个问题，首先必须跳出片段的、认知感悟可续接的生命历程，进入超验时空的隧道，获得生命反复轮回的经验。

日本作家佐野洋子以绘本《活了100万次的猫》为主题给我们抱来一头灵兽——虎斑猫。无需问他从哪里来，也无需问他叫什么名字，因为他活了一百万次，也就是他死过九十九万九千九百九十九回。

经历了如此丰富的死生阅历，在他看来，生命不值得珍惜，死亡也并不可怕，转瞬之间就是另一段生命。无论主人是国王、水手、魔术师、孤独的老太太、天真的小妹妹，它都不过是一个毫无自我的豢养物，美其名曰“宠物”。无论多少次生与死，都了无新意，生命的意义都如同主人的身份那样让人感到无聊和讨厌。

直到有一天，他不再被人豢养，成为一只快乐的野猫。

活得自在、自主，才有了自尊、自爱，这样的生命依然不是那么值得珍惜。

珍惜生命的精神火苗发端于虎斑猫第一百万次的死。

对于虎斑猫来说，第一百万次活是最精彩的。他拒绝了万猫献媚的诱惑，爱上了一只就只活过一次的小白猫，因为她的纯美，她的寡言。在美妙的相处中，她只跟虎斑猫说过几句话，最难忘的是她嗓子眼里“咕噜咕噜”的温柔。然而，就是因为这般无言的天真令虎斑猫心醉神迷，并与她深情厮守，养育了一群小野猫。

小白猫渐渐变成了老白猫，她没有虎斑猫的重生灵术，只能活一次，无法轮回与永生。于是，虎斑猫毅然斩断了轮回的念头，在抛洒了一百万滴眼泪的一百万次哭声中，中止了第一百万零一次的重生。他与心爱的小白猫一起赴死。

佐野洋子的故事讲完了，似乎“珍惜生命”的悬题依然还没有答案。其实答案就在字里行间，那就是：只要浸泡在淳朴的爱河里，生命只需一次。

不是吗？价值总是源自稀缺，珍惜必然萌生于短暂。因此，人类应该彻悟，让生命中一切冗长、轮回、永生的欲求都归还给上帝，我们只需“向死而生”，然后“转身去爱”。

5. 艾斯：病床边修成的哲学家

凡人何以成为哲学家？大多数人是在遭受重大人生挫折之后才成为哲学家，譬如自己或至爱亲朋猝然生病，被送入重症病房；除此之外，还有官场、情场、生意场上的颠簸和失意。病房的风景为何能造就哲学家？这是因为此时人们必须告别快乐，去迎击、咀嚼痛苦，甚至可以聆听到身后死神的脚步声。于是，生命的图景豁然开朗，人生的价值被重新审视，由此彻悟到生命的真谛。因此，苏格拉底曾经说过：学习哲学就是学习如何死亡。

穿越死亡去彻悟人生的哲学，其表达方式不一定是哲学书写，有可能是儿童绘本。玛丽·荷·艾斯的《在森林里》就是这样一本至纯稚朴的哲学书。

这还得从玛丽·荷·艾斯的身世说起。她出生于1895年，父亲是一名医生、牧师，她是六个孩子中的第四个。出生地米尔沃基（在威斯康星州）是一片森林里的小镇，大自然的淳朴洗礼造就了她对绘画的热爱。她早年就读于劳伦斯学院和纽约美术学校，毕业后从事室内设计工作。艾斯的一生，命运多舛。在第一次世界大战时，她的第一任丈夫死于战事。身受刺激的她放弃了绘画和设计工作，转而从事儿童福利。1921年她受红十字会的派遣赴捷克继续儿童福利援助计划，却因医疗事故（用错了预防针的剂量）导致健康严重受损，不得不中断海外生活回到美国。1930年6月，她与过去的友人、大学医学系教授哈罗德·伊特斯博士再婚。然而，第二任丈夫又罹患重病，就在她日夜侍奉床头、照顾身患重病丈夫的十年间，艾斯感悟“人生如梦”的虚幻。她一边撰文、一边绘画，断断续续创作了这本《在森林里》，以慰藉自己。

如同炽热的情书里并不出现“爱”字，艾斯的绘本里没有“生死”的字眼，而是讲述了一个幼儿（以第一人称“我”出现）到森林里散步的幻觉，构成她对生命的讴歌和眷恋，以及充满诗意的死亡意象。

“我”的这次森林散步是一场奇遇，它既是生之旅，也是死之旅。

我的出发很简单，戴上一顶纸帽子，拿上一把新喇叭。

第一件有成就的事情是用喇叭唤醒了沉睡的狮子，他是森林之王。骄傲的狮子请求等他梳好头一起散步。我与狮子同行，开启了森林之旅。

第二组加入散步之旅的是两只正在戏水玩耍的小象；第三组加入森林漫步的是两只贪吃的大棕熊；第四组加入森林游行队伍的是正在教孩子跳高的袋鼠一家，他们还带上了两只鼓，与我的喇叭一起鸣唱；随后加入的还有两只顽皮的小猴子、生病的鹳鸟（隐喻生病的丈夫）和胆小的兔子（隐喻自己）。于是，森林里的散步升级成为狂欢。他们一起野餐、捉迷藏，别提有多高兴了。正当动物朋友都躲藏起来，轮到我来寻找他们时，幻觉刹那间消失了。我回到了现实，站在我面前的是爸爸。他看见我喃喃自语，便询问我跟谁在一起。我告诉他，是跟一大群动物在一起狂欢，可是周围什么也没有呀？不过，爸爸很理解我，不需我做解释，并告诉我，动物朋友们会一直等着我，期待下一次相遇吧！于是我大声呼喊：别走远，过两天我会再回来！

人生何尝不是一次森林之旅。空旷、辽阔，又充满着温情的相遇，每一个森林居民都渴望友情，都会有平凡的欢乐。无论是苦、是乐，都要百倍地去珍惜，去细细回味，这就是生之旅。其实，天堂也是一座森林，那里的旅行也一样惬意，无需恐惧和忧伤。

爸爸在故事里是上帝。他懂得每一个人的心事，是他将人生和死亡之旅都安排得像在神奇的森林里散步一样，还不时地来迎送我们，教我们期待下一场散步。

故事结束了，艾斯的丈夫哈罗德博士也仙逝了，他分明是带上喇叭二度去森林里散步去了。

当热心的读者好奇地询问艾斯创作这个绘本的心得时，艾斯这样回答：“为了好好度过两个人在一起的有限时光，我们遁入另一重世界，一个躯体死亡根本无法破坏的、与大自然融为一体的境地，开心地望着来到森林里的动物和孩子们的身影。”

丈夫的逝去没有让艾斯忧伤和消沉。她心中有梦，于是她重拾画笔，开始了新的绘本创作之旅，她一生中创作了21本绘本，六次获得“凯迪克奖”，一次是金奖，其余五次是银奖。

6. 向死而生，向死而居

在我眼里，德国人都是哲学家，包括眼前这位儿童绘本作家兼画家——赫姆·海恩。这位1941年出生的老男孩，1976年才开始创作绘本作品，处女作的名字叫《大象的算术》。它称得上是一本生命哲学书。评价一位童书作家、画家是哲人，一半是表扬，赞许他在儿童书的意象里不经意地融入了生命的哲理，另一半是批评，对于幼童来说，故事中需要跨越一百年才能完成的生命历程有些漫长。不过，读者要是换成老男孩、老女孩那就恰如其分了。

故事是这样的，一头憨态可掬的小象来到这个陌生的世界，他肚大如牛，很能吃，每天要吃掉一座山的青草，外加丛林里的嫩树叶子，还要喝掉半池子的水。这些东西都被身体消化了，化作一天天粗壮起来的象腿。于是，一天只拉一个大粪球，有多大呀？有足球那么大。第二年，他继续在森林里放开肚皮舒舒服服地吃吃喝喝，身体里面也有了变化，许多器官苏醒了、强壮了，最明显的成就感是一天能拉出两个大粪球。一月又一月，一年又一年，小象变成了大象，依旧吃得很多，拉出来的粪球也多起来，最高峰时达到了50个，这一年大象正好50岁。把50年下的粪球堆起来，可不得了啦，一个足球场都盛不下，有多少呢？这是是一个奇怪的数字：465375。随后的日子里，每年会减少一个粪球，皱纹也悄悄地爬上眼角，雪白的象牙也变黄了，逐渐松动了。也不知过了多少年，大象变成了老象，身体也不那么灵便了。最后一年，他每天只能拉一个粪球。老象开始扳着手指算，一天，两天，第365天，最后一个粪球，第465375个，明天就再也拉不出来了……生命就是一个圆圈，一道算术题，不管时光有多长，总是从第一个粪球开始，回归到最后一个粪球。活够了，一百年，圆满了，就回到了零。

赫姆·海恩的故事讲完了。我突然想起为什么叫长命百岁。人生百年，那是命数。要较真起来，人似乎平均寿命没有这么长，惯常（现代均值）的命数是“三万天”（82岁多一点儿）。如果不够这个数，因病、因意外、因战乱，都是死于非命，都是“无常”的错。小时候，村头的故事会总是一些关于“无常鬼”抓人的传说。其实，“无常”不是鬼，而是生命的偶然性。即使去掉偶然性，归于必然性，也就是“三万次”日出日落。

与赫姆·海恩相比，我们身边的许多人似乎不愿意接纳这个命数，而是幻想着抹掉这个命数，或是把生命的时钟拨慢，让它停留在某个快乐的时光里，或者将生命的时钟倒拨，超越由幼向老、由强转衰的单行道，让生命进程掉头而行，进入返老还童的“爱因斯坦时光隧道”。没有命数，就不需要向死而生，也无需向死而居了。究其本质，这是一种抗拒衰老、拒绝死亡的恐老文化。

感谢赫姆·海恩用他的绘本把我们从虚幻中打捞出来。认识命数、接纳命数，也就是接纳与顺应衰老，并非出于无奈、无力，而是致力于提升老年生活质量，运筹好老年各期（老年前期、早期、后期、终末期）的生活，以豁达之心去眺望生命终点的风景，为“善终”做好各种预案（宗教彻悟、音乐相伴、童话抚慰），填写好一份生命预嘱，要尊严，无需苟且，多设计几种灵性的归途（远足、遇仙、升天、归田），让灵魂在诗意中翱翔。如同《滕王阁序》里描绘的胜景：“秋水共长天一色，落霞与孤鹜齐飞……”

7. 没有道别，怎能离去？

绘本《爷爷变成了幽灵》描述了一个人们生活中十分熟知的“意外事件”：爷爷没有来得及跟家人道别，就猝然倒在大街上，随后就驾鹤西行了。跟爷爷最亲的小孙子艾斯本悲伤极了。妈妈安慰艾斯本，说爷爷变成了美丽的天使。艾斯本一点儿也不相信，他怎么也想不起来爷爷长着两只翅膀飞翔的样子。爸爸宽慰艾斯本，说爷爷融入大地，哺育鲜花和大树。艾斯本也不相信，艾斯本怎么也想象不出来爷爷变成泥土的样子。葬礼上，牧师长长的祈祷词列举了爷爷一生的优点，也不能让艾斯本心灵得到安慰。

此时，艾斯本十分想念着爷爷，天堂里的爷爷也牵挂着小艾斯本。在黑夜的世界里，爷爷变成一个幽灵飞回来了。艾斯本与爷爷重逢，度过了几个美妙的夜晚。根据黑夜思维的规则，幽灵不仅具有穿墙的本领，自由跨越阴阳两界，还揣着一个心愿，要找回生前的最后遗憾。也就是说，如果一个人在世的时候忘了做一件事，他就会变成幽灵，飞回来不停地寻找。于是，艾斯本发愿要帮助爷爷找到那件遗忘的事情。

在记忆的密码箱里，爷爷找到了生前许许多多的幸福时光，譬如“当我还是一个小男孩时，哥哥把他的自行车送给了我。”“和你奶奶约会时得到那个吻。”“我们有了你爸爸，他尿了我一身的尿。”“我们养了一只猫，可买的一辆车却有一股狗的味道。”“我还想起来从院子里采来的草莓的味道，电视上看过的帆船的节目。”爷爷的一生很惬意，没有什么令他遗憾的事情。

在记忆的长河里，爷爷找到了生前丝丝缕缕难忘的经历，譬如“我想起来博物馆有一个大象标本。在体育场看过一场激烈的拳击赛。有一回和好朋友卡尔喝醉了，头钻到了水桶里。和你奶奶坐出租车去机场，就为了飞到摩洛哥去看一眼单峰骆驼。在轧钢厂干过活。坐船去过北极圈。吃过青蛙腿，可是一点儿都不好吃。总是幻想着从飞机上跳伞，可是一次也没敢跳。为了听回声，对着山谷大喊大叫。把一封信放在了永远也不找到的瓶子里。”爷爷的经历实在是太丰富了，却就是没有那件遗憾的事情。

艾斯本一定要帮助爷爷找到那件遗忘的事情。不然，爷爷的灵魂会永远无法在天堂里安歇，必须成为一个幽灵夜夜回到前生的世界里去苦苦寻找。艾斯本在自己身上搜寻着爷爷的故事，“我想起来了好多事。你带我去游乐场，我坐过山车时差点吐了。我们在你的花园里挖了一个大坑种树。我的球踢坏了你的郁金香，你冲我大吼大叫。我们在车展上看到了三辆漂亮的赛车。我们在看一场无聊的电影时呼呼地睡着了。”“你总是把糖放在橱柜最上面的抽屉里。你帮我堆沙堡。奶奶烧猪肝时，我们在一边儿扮鬼脸。我们在她听不到的地方讲粗话。我们去钓鱼，可是一条也没钓上来。你使劲地挠我痒痒，我差一点被一根棒棒糖给憋死。你有时候身上会有一股烟草味，你还会唱一首好玩儿的歌。”

艾斯本温情地回忆开启了爷爷的失忆之窗，爷爷终于想起来了，他最后的遗憾就在鼻子尖下，也十分的简单，那就是：“我走得太匆忙，忘记对你说再见了，我可爱的小艾斯本！”

编故事的人是金·弗珀兹·艾克松，他是安徒生的乡亲，来自丹麦，有着安徒生一般透明的心。艾克松笔下的故事告诉我们一个朴实的真理，别离之爱是心手相牵，是静静的守候，是温暖的道别，是最后的拥抱。不要轻率地将它托付给无情的技术，给冰凉的机器，给无谓的复苏术。不然，我们会遗憾很久很久，甚至永远也无法释怀。

8. 我，一生是那么幸运呀！

德国插图大家尤塔·鲍尔（Jutta Bauer）创作的《爷爷的天使》因为获得了“德国青少年文学奖”中的绘本奖，而被引进到国内。这个奖是由“德国青少年文学协会”评选出来的。那是一群老男孩、大女孩组成的公益团体，致力于推进青少年阅读。他们的志趣不在于童子无邪，也不在于青春骚动，而在于生命的感悟，以及如何诉说这些感悟。故事中的爷爷，从一个小男孩，转眼间变成大男孩，最后成为老男孩，惬意地飞向天堂。他的生命信念是“化怨为喜”（与生活和解）、“弃恨存爱”（达观、感恩），幻觉中有一位专属的天使在护卫。

回到爷爷生活的那个年代，眼前展示的并不是一个平静、祥和的德国，而是间隔很近的两次世界大战、连续不断的经济危机、极端的民族仇恨与杀戮、战后的东西分治、艰苦的废墟重建，以及柏林墙的隔绝与坍塌。然而，在爷爷的个人记忆里只留下一些浓浓淡淡的忧伤，人生的大关节处总在无形天使的呵护之下，充满了惬意与顺达。于是，生命的乐观掩盖了残缺的遗恨，感恩之心驱走了怨愤的乌云。在他即将离开这个世界的时候，能无限感叹地道出：我是很幸运的。哪怕时代常常是不幸运的，生活有时是不尽如人意的。

这个绘本讲述的就是一个老男孩踏平坎坷、无怨无悔的人生感悟。人生原本就是一段跋涉的历程，生寄死归、苦海无边。有人转身去爱、去欣赏、去品味，有人转身去恨、去怨、去愤。结果呢，那些相信天使相随，懂得爱与感恩，与世界、与生活和解的人，灵魂安宁了，带着爱自由地飞翔在人间和天堂。而那些不信爱与良善，只懂得功利算计、利己与侵占、欲壑难填，陷于永远的抱怨、愤懑，丧魂落魄地行走在人生的刀光霜剑之间，最后无限惆怅，带着伤痕，舔着伤口，沮丧地奔赴黄泉。

人生不是童话，我不相信有人生下来就豁达如仙、澄澈如镜。人们常常在舍与得、爱与恨、情与仇、灵与肉、冰与火的十字路口，很难洞若观火、抉择自如。因此，在这两种生命状态之间，我们需要一架秋千，在摇荡中彻悟，在徘徊中觉醒。如同刀剑锻造中的淬火，没有体验过恨的爱，没有穿越过苦难的快乐，没有原则的包容，没有慧根的淡定，没有负重的豁达都是轻飘的。唯有穿越生命的多极，才能在生命的终点深沉地说一声：我是很幸运的。

永生的苦楚
——《格列佛游记》对长寿渴求的反世俗建构

舒　洁

追古抚今，人类热切而执著地渴求着永生，体现了人类对生命的珍爱与留恋，也展现了人类对自然的不屈抗争。现代医学的长足进步改变着生命科学的罗盘，借助现实技术而不是传说中的长寿丹和不老泉，超越衰老进而实现人类永生的梦想，显得越来越趋于真实。对于即将抵达永生之域的人类来说，永生究竟是福是祸？这是一个不曾深入思忖的谜团。

其实，早在三百年前，一位伟大的英国小说家乔纳森·斯威夫特就对这个问题给出了惊世骇俗的回答。1726年，他的不朽著作《格列佛游记》一经出版，便引起了巨大轰动。当时，人们更多地将这部有着童话梦境的游记定位为文学寓言与政治寓言。其实，它也是绝妙的生命寓言。小说第三章对“斯特鲁格布鲁格”的入微描述，展现了作者对永生的独到思考与反常的忧患。

书中的“斯特鲁格布鲁格”，就是一些偶然被上帝赋予永生的人，他们生活在拉格奈格王国，过着痛苦悲惨的生活。当格列佛第一次听到“斯特鲁格布鲁格”时，他内心充满了欣喜，情不自禁地疯狂地喊起来：“上帝宠幸的民族啊，你们至少可以对每一个孩子都抱以永生不老的希望！上帝宠幸的人儿啊，有那么多活生生的人给你们示范古代的高贵品质，他们可以随时教给你们过去任何时期的智慧成果！还有，‘斯特鲁格布鲁格’啊，你们是最幸运的，你们不必担心死亡的来临，不必同其他所有人一样承受灾难，而可以无所顾忌地活着。”然而，听完格列佛发自内心的感慨，与他交谈的拉格奈格人露出同情童叟般的微笑。他们愈发好奇，既然来自文明世界的格列佛如此强烈地渴求永生，如果将他命定为一个“斯特鲁格布鲁格”，他会怎样过自己的生活。

被赋予这样的假设，格列佛更是抑制不住自己激动的心情，滔滔不绝地叙说起来。格列佛很清楚美好人生的必要前提，因此在这些方面都做了美好的畅想。首先是在物质方面，格列佛说，“我首先要做的，是立志想方设法地挣钱；我一定凭借自己的勤劳与智慧，用上两百年的时间，把自己变成整个王国首屈一指的富翁。”有了强大的物质保证，格列佛也要追求丰富充实的精神和感情生活。他决心“从小学习艺术和科学，争取在这些学术领域达到前人所没达到的境地”，“对风俗人情、语言服饰、饮食娱乐的各种演化进行如实的记载”，最后成为“一个知识和智慧的汇集点，成为全民族最英明的人”；另一方面，“我一定会选择一些跟我一样永生不死的人做我日常生活中的伙伴。我要从古往今来的人中选出十二个伙伴。假如哪个伙伴没有房子，我就在自己住附近为他建造一栋房屋，让他既舒服又放心地住下。我也会让一些和我一样永生不死的伙伴永远在我家吃饭。而其他那些普通人，我只拣几个最优秀的来做朋友……”。基于这些，格列佛还考虑到了人生意义和价值的实现。他说：“我要用自己的记忆、经验和所见所闻对一些有希望的青年进行教诲、培养和引导，用无数历史事实来证明道德于公于私还都是很有用的，我会尽力让他们相信这一点”，“我们会不断地对人类进行忠告或引导，避免他们堕落到更深的泥潭中；由于我们自己以身作则，所以我们会有效地制止或减少人性的不断恶化”。格列佛想象着永生的自己，

舒洁，北京大学医学部生物医学英语系09级学生。

凭借丰富的道德和精神积淀，可以去改变和影响世界，从而使自己的生命价值得到充分实现。

按照马斯洛需求层次理论，格列佛想象的永生生活完美无瑕，令人神往。从基本的物质需求，到精神上的归属和爱的需求，再到最高级的自我实现的需求，层层需求的满足，构筑了最壮丽、最理想的人生金字塔，怎能不让人渴望和期盼呢？

可是，格列佛彻底错了。想象世界中太过亮丽的光彩，映射出的只能是一种虚幻，这场看似完美的人生畅想中其实无法遮掩永生世界里致命的缺陷。

格列佛曾经将自己比喻为一个花农，和别的长身不死的伙伴一起，在这个世界上，看着四季的变化，时代的更迭，一代又一代人的出生和死亡，就像在花园里一年又一年地看着石竹和郁金香生长和凋零，全没有悲痛之感。实际上，这段生动描述中透出的人情淡漠和感情缺失，正是格列佛想象世界崩塌的根本所在。体会不到悲伤，就不会感到快乐，痛苦和幸福相生相伴，没有任何人可以缺失悲伤的伤痛却只体味到快乐的甜蜜。同样，格列佛期盼着永生能给他目睹时代更迭的机会，就不应该对兴奋的体验有太多期待。当感情在千千万万年的演变中变得麻木，谁还相信人能用孩子般好奇、兴奋的眼光憧憬未来？

在后来拉格奈格人的描述中，格列佛见识到了"斯特鲁格布鲁格"最真实的感情状态。"在这里，人活到八十岁就被看做是抵达了人生的终点。这些永生不老的人在八十岁之后，不仅具有了与其他老年人一样的所有毛病，甚至比别人的缺点更多、更可笑。这是因为他们还要活无限长的年头。他们变得偏执、暴戾、贪婪、沉闷、无知、啰嗦，并且基本丧失了友爱和感情，最多对后代表现出一点儿关心。他们的心里只有嫉妒和异想天开，而他们嫉妒的通常是年轻一代的日益沦陷和老年人的离世。一看到年轻人，他们就会想起一去不返的快乐时光；一看到人们为死者送终，他们就羡慕别人到一个永久的地方去歇息了，而自己却没着没落，因而伤心起来。"

当我们触及永生之人真实的生存状态，并像理解自己的生活一样去体会他们的处境时，我们就会明白，同有限的生命一样，永生也是一套系统。在那个异于我们生活的系统里，人遵循着另一套机制和轨范成长和生活，体验和感受。就像书中所说，法律规定斯特鲁格布鲁格人在80岁后就解除婚姻，这是极为合理和优厚的，因为永生者已然被长生所累，他们就不该再受婚姻之困。格列佛后来也明白，"这个国家所订立的有关'斯特鲁德布鲁格'的法令是有充足理由的。若换成其他任何一个国家，他们在这种情况下也会制订这种法律的。否则，人一老了就会变得贪得无厌，那样的话，那些永远不死的人最后就会独霸整个国家的全部财产，独掌人民的生杀大权，但又由于他们根本没有能力管理，所以最后的结果肯定是全体社会的灭亡。"但是，作为一个生命有限的人，我们却极力渴望长生，只是因为我们极易犯一个错误，那就是妄想将这两个平行系统里最美好的部分合为交集，拿来附会永生系统里长存的生命，再拿走有限生命系统里感情上的幸福，创造出一个虚幻的第三世界，最终做起永远享受生活的美梦。透过格列佛的视角，我们能近距离地观察永生者真实生活的全部，能更客观地去审视那个我们从未企及、幻想无数的世界。在我看来，这份冷静和清醒，正是这部作品的魅力所在。

缺失了这份清醒，我们就像最初的格列佛，听到永生就狂喜，充满了对长生不死的渴望。在一片懵懂无知的假象中，我们无意识地在心中预设了一个"真理"——活着就意味着幸福。生命确是上帝赐予的珍贵礼物，但珍贵的东西也要具有意义才能带来幸福；如果说活着实属幸运和不易，也算一种幸福，那么这也需要在生命有限的前提下才能成立。当出生不再对应死亡，没完没了的活着夺取了生命的珍贵，老年的悲惨和痛苦夺取了生命的尊严，我们谁还会执念于活着，执念于通过永生去获取更多的幸福呢？

可能有人会说，以上讨论太过局限，人虽长生不死，却没能长生不老，对于一个永久存在的生命，如果只是青春几十载，剩下的所有生命都面临老态，那么永生还有什么意义？人类技术追求的终点，是使人有朝一日，不仅长生不死，还能长生不老。这个朴素的愿望太过美好，以至于早期的人们只将它在美好的神话里寄寓和传达，将它作为一种艺术去畅想和欣赏。现代社会，怀着实现它的雄心壮志，人类将它提上日程，企图用技术作为道具去演绎神话。在此，且不说技术力量的有限性，就单说长生不老的可行性，《格列佛游记》也给出了令人咂舌的回答。对于拉格奈格王国的斯特鲁格布鲁格，“他们会忘记很简单的东西叫什么，会忘记别人的名字，甚至不记得自己的亲戚朋友。同样，他们由于记忆力太差，常常看过一个字之后转眼就忘掉，因而也不能读书消闲，于是他们就再没有什么活动可以消遣时光了”，“由于这个国家的语言在不停地变动，因而生于这个时期的‘斯特鲁德布鲁格’根本听不懂另一个时期的语言。两百年之后，他们只会说几个最普通的词，根本无法与周围的同类谈话。所以，虽然他们生活在祖国，但就如同生活在一个完全陌生的外国一样，根本没有方便可言。”两段朴实的描述，带领我们去关注除心理、身体外的又一个重要方面——大脑。有限的容量打破了无限存储的美梦，再强大的效率也免不了日趋下降的命运，如果人想长久地活在这个世上，是不是还得让大脑拥有强大的自我更新功能呢？

基于对现实的警醒，格列佛最后选择了妥协。他感慨道：“想起当初我那些美好的设想，我不免感到羞愧。反而想到，即使是死也比那样苟延残喘好得多，我甚至愿意接受暴戾的君王发明的任何一种残酷的刑罚。”如果认真考虑所有因素，再想到地球有限的资源和空间，也许我们得出的结论不会像格列佛那样极端，但至少我们不再会谈“寿”色“变”，而盲目地去追求长存的生命。

不再希冀永生，接下来要解决的，自然是如何面对死生的问题了。这个人生的母题，有太多的人苦苦思考，用自己的一生去探求答案。这个没有标准答案的问题，等着每个人用自己的方式去作答。作为一个医学生，阅历的短暂令我学会三缄其口，但亲历灾难的体验和超越生命危厄的瞬间彻悟，使我的心灵曾经震撼过、颤抖过。我要基于这一份特别的体验来诉说——

我亲身经历了 2008 年那场震撼人寰的 5.12 大地震，感受过死亡攫住喉咙的时刻，近距离感受群体生命摧毁的可怕场面。对我而言，生命在自然面前脆弱得不堪一击不再是一句轻飘飘的感慨或脱口而出的格言。自然的力量无法预测，不可阻挡，可是谁又能说人事的力量可测可挡呢？当发现同样青春年少，有人已经走向刑场；纵然健康美丽，也会因为劳累过度而瞬间一命呜呼……太多的无常世事，让我时常能嗅到死亡的气息，即使青春年少也不再是逃避的借口。其实死亡就蛰伏在我们的身边。当我们以平静的心态、淡泊的心志去看待死亡，死亡就依旧蛰伏。每天晚上我们安然进入梦乡，谁能保证必定能看到明日的朝阳？当发现周围很多的老人因为来日无多而倍加珍惜当下的生活，我们是不是也有足够的理由去认真地生活？更何况，我们拥有青春，没有太多的限制，我们还可以让生命更加灿烂和美好。不强求生命的长度，但求生命的品质，谨记此言，不虚此生！

·临床与法律·

抗生素滥用致盲案引发的法律思考

王　岳

【案例】

2008年10月28日，患者A因感冒不适，到北京市B社区服务中心就诊，医生开具了双黄连口服液、感康、退热贴。2008年10月29日，A因不断流鼻涕等感冒不适症状，到三甲医院C就诊。医生开具了3天的静脉点滴用药——甲磺酸帕珠沙星氯化钠注射液（规格0.3g），每日1次，一次0.6g。A曾做过青霉素皮试，发现皮试结果为阳性。

A在第一次静脉点滴用药后，出现明显的眼部不适。2008年10月30日，A在第二次静脉点滴前向C医院医生反映其眼部的疼痛、怕光、无法睁开。医生未做任何检查即告知发烧、正常，并继续第二次输液。当晚，A在学校宿舍发生半昏迷，并伴有身体皮肤表面出现红点、红斑、水疱等现象。

2008年10月31日清晨，A再次至C医院检查，未做相关检查即被诊断为麻疹。因该院无发烧门诊，同日被转至D医院治疗。经D医院诊断为麻疹，继续给药治疗。用药当晚，被鉴定人再次出现高烧严重，被闻讯赶至学校的母亲于次日凌晨送至E医院。2008年11月01日至2008年10月15日期间，A在E医院被确诊为Stevens-Johnson综合征。A先是表现为多形性红斑，累及皮肤和口、鼻、眼、呼吸道等多处器官黏膜，然后是重复感染、视力严重受损，并发展到一侧视力丧失。加之其泪腺已完全不能分泌泪液，必须每日不断使用滴注眼药水（约几分钟一次），但仍然已经发生了眼球与眼眶粘连。使得A小小年纪不但备受病痛折磨之苦，无法继续学业功课，而且还饱受精神惊吓和心理创伤，性格上变得焦躁、不安和易怒。A由于双侧眼视力出现急剧下降，遂转至F医院诊治。经过3个月的治疗，最终经过司法鉴定机构鉴定，右眼盲目已达4级，左眼为低视力1级，综合认定构成八级伤残。

2010年7月1日生效的《侵权责任法》已经将“注意义务”作为我国侵权行为法之核心原则和制度。《侵权责任法》第五十七条对医务人员医疗过错认定的标准作出了具体的规定：“医务人员在诊疗活动中未尽到与当时的医疗水平相应的诊疗义务，造成患者损害的，医疗机构应当承担赔偿责任。”特别要引起注意的是，这里用的“与当时的医疗水平相应的诊疗义务”绝非仅限于“诊疗规范”，而是一种高于《侵权责任法》其他章节要求的一般性注意义务的“高度注意义务”、“职业者的注意义务”。

一、抗生素滥用案的医疗过错认定问题

1. 没有明确的临床诊断依据，随意使用抗生素

根据2004年卫生部颁布的《抗菌药物临床应用指导原则》第一部分“抗菌药物临床应用的

王岳，北京大学医学部医学人文研究院。

基本原则”第一条：“诊断为细菌性感染者，方有指征应用抗菌药物”。医务人员应当根据患者的症状、体征及血、尿常规等实验室检查结果，初步诊断为细菌感染者以及经病原检查确诊为细菌感染者方有指征应用抗菌药物。诊断不能成立者，以及病毒感染者，均无指征应用抗菌药物。

帕珠沙星的说明书中记载的适应证是：该药适用于敏感细菌引起的感染，即慢性呼吸道继发感染等脏器的细菌性感染。而医方以“发热原因待查”，给予帕珠沙星，并非帕珠沙星说明书载明的适应证范围。另外，该药说明书注意事项中明确记载，应用本品前应先做细菌学检查，本例病历资料中未见有这方面的资料。仅以“发热原因待查”，又无细菌学及其他临床检查的支持即给予帕珠沙星，属不规范、不合理的无指征用药。

2. 患者明显属于过敏性体质，而医方未避免使用易过敏药物

近年来，随着喹诺酮类药物新产品的不断开发，抗菌谱进一步扩大，临床应用也更趋广泛。但是，最近几年来该类药物在临床应用中在骨骼、皮肤、心脏、中枢系统等均报告大量不良反应，因而此类药物的不良反应问题已经广泛引起社会关注。帕珠沙星的说明书上明确记载：“对帕珠沙星及喹诺酮类药物有过敏史的患者禁用。”患者在C医院治疗期间仅为感冒症状。经过青霉素皮试，发现皮试结果为阳性，即说明患者属于过敏性体质。既然通过皮试已经可以预见患者易发生过敏反应，基于医务人员应尽的注意义务，就应当通过回避使用易导致过敏的喹诺酮类药物，以达到减少药害风险的目的。而且应当询问患者是否有过环丙沙星、氧氟沙星等喹诺酮类药物的过敏史。

3. 医方抗生素给药途径明显存在错误

2004年卫生部颁布的《抗菌药物临床应用指导原则》第一部分“抗菌药物临床应用的基本原则”第四条（三）规定“给药途径：轻症感染可接受口服给药者，应选用口服吸收完全的抗菌药物，不必采用静脉或肌内注射给药；重症感染、全身性感染患者初始治疗应予静脉给药，病情好转能口服时应及早转为口服给药”。本患者属于过敏性体质，且临床症状仅为感冒。所以患者显然不应当采用静脉注射给药，即使有必要用药也应当按照《抗菌药物临床应用指导原则》的要求，选择口服给药途径。

4. 医方抗生素的用法、用量均存在错误

根据帕珠沙星的说明书记载：“用量：一次0.3g，一日二次”。然而医方却是按照一日一次、0.6g的方式给患者连续两天注射了帕珠沙星。此举违反了国家核准的用药剂量和用药方式，导致血药浓度明显过高，无疑也是增加患者发生严重过敏反应的诱因之一。

5. 患者出现Stevens-Johnson初期症状后，医方未给予重视

卫生部颁布的《抗菌药物临床应用指导原则》中就喹诺酮抗菌药物的注意事项中明确载明，本类药物使用过程中应注意观察。2008年10月30日，A即向C医院医生反映其眼部的不适(疼痛、怕光、无法睁开)，而医生未做任何检查即告知发烧、正常，并继续第二次输液。当晚，被鉴定人在学校宿舍发生半昏迷，并伴有身体皮肤表面出现红点、红斑、水疱等现象。在患者出现Stevens-Johnson综合征初期症状后，医方未给予重视，非但没有停药，反而继续按照错误的用法、用量给药。

6. 医生未邀请药师临床会诊，导致误诊为麻疹，延误治疗时机

医方在患者出现药源性损害后，未引起警惕，不仅没有立即停止使用可疑药物，反而继续使用可疑药物治疗，不但延误治疗时机，还可能加重患者的药源性损害。如果患者用药后立即发生

不明原因的类似过敏现象，应当立即停止使用药物，并邀请药师进行临床会诊。然而，医生在患者已经出现了非常明显的Stevens-Johnson综合征初期症状后，仍然未给予足够重视，没有组织会诊，导致延误了治疗时机。

二、本案是否属于药品不良反应

本案是否属于药品不良反应呢？答案是否定的。因为根据国家食品药品监督管理局《药品不良反应报告和监测管理办法》的规定，药品不良反应是指合格药品在正常用法、用量下出现的与用药目的无关的或意外的有害反应。显然，本案例中医方对患者的用药选择、用法、用量和给药途径均存在明显错误，所以不应当属于药品不良反应。

三、抗生素滥用案的因果关系认定问题

1. 相当因果关系说与法律上的因果关系

因果关系是任何一种法律责任的构成要件。法律中的因果关系是指行为人的不法行为与损害事实之间的因果关系。因此，医务人员的过失行为和患者人身损害之间是否具有因果关系，也是判定医疗争议是否是属于医疗损害的一个重要方面。如果仅有过失行为，但过失行为未造成患者人身损害，或者仅存在患者人身损害的后果，但患者人身损害的后果不是由于医疗机构和医务人员的行为导致的，都不能判定为医疗损害。只有查明医务人员的过失行为和患者人身损害后果之间存在因果关系时，医疗机构和医务人员才承担相应的法律责任。并且这种因果关系的判定还关系到追究医疗机构和医务人员的责任确定和对患者的具体赔偿数额等问题。在一般的医疗案件中，这种因果关系并不难判断，例如外科医生在为患者做手术时，因为粗心大意将手术用的纱布遗忘在患者的腹腔内，导致患者腹腔感染出现腹膜炎，这属于简单的一因一果关系。但是在许多案件中，由于患者病情的复杂性、体质的差异性和医务人员的技术水平以及其他一些人为的原因，事故的发生多属于多因一果，要查明事故的因果关系就需要科学地分析和论证，确定主体的责任程度。

目前，我国司法界已经在逐步摒弃抄袭前苏联民法理论而提出的所谓“必然因果关系说”，大力引入“相当因果关系说”。人民法院对医疗损害赔偿诉讼进行审理之时，都应当采用相当因果关系说作为判定因果关系的依据。“相当因果关系说”是以德国法为代表的大陆法系国家判断因果关系的主要学说，这是一项由德国弗来堡大学生理学家Von Kries教授提出的学说。相当因果关系学说的重点在于注重行为人的不法行为介入社会的既存状态，并对现存的危险程度有所增加或改变，也就是说如果行为人的行为增加了受害人现存的状态的危险，或者行为人使受害人暴露在与原本的危险不相同的危险状态之中，那么我们就认为行为人的行为与损害结果的发生之间具有相当因果关系。

如果可以肯定A的失明是药物使用导致的，这就是一种事实上的因果关系，但是如果不能肯定A的失明是使用药物导致的，但是也不能排除A的失明是药物使用导致的，法官可以根据“相当因果关系说”，认定法律上的因果关系是否成立。

2. Stevens-Johnson综合征与使用药物间的时间相关性

患者因“发热3天，不伴其他症状”于2008年10月29日就诊。医方诊断为“发热原因待

查”，给予帕珠沙星 0.6g，每日 1 次，静脉滴注。患者在用药后出现眼睛疼痛、畏光、无法睁眼等 Stevens-Johnson 综合征的临床表现。10 月 30 日患者向医方说明后，医方仍继续使用帕珠沙星，当晚患者上述症状加重，并伴发皮疹、红斑、水疱等损害。

患者出现的 Stevens-Johnson 综合征的临床表现系在用药过程中发生，与上述药物的使用有合理的时间顺序关系。该药物说明书中有明确记载；据文献资料介绍，Stevens-Johnson 综合征的发生多与药物、感染等因素有关，其中药物诱发占到 40%～80%，药物中又以抗菌药物居多。Stevens-Johnson 综合征的发生与患者原患疾病病情进程的关系，在所提供的病历资料中，尚未见到明确的临床及实验室依据。从事实因果关系的角度，不能完全排除患者 Stevens-Johnson 综合征的发生与使用帕珠沙星间有一定的相关性。而法官可以根据上述时间相关性，认定存在法律上的因果关系。

四、关于抗生素滥用的立法建议

本案是一起由于抗生素滥用而导致的悲剧。尽管患者可以得到一定的经济赔偿，但是终生无法治愈的眼疾，给她和她的家庭带来的是金钱无法弥补的创伤。这几年，尽管政府主管部门非常强调对抗生素的合理使用，但是成效并不明显。

与其规范企业、医药代表的行为，不如加强职业者的行业自律管理，建立“终生禁业机制”。对比《中华人民共和国执业医师法》和《中华人民共和国律师法》，就会发现：根据《执业医师法》第十五条的规定，受吊销医师执业证书行政处罚，自处罚决定之日起至申请注册之日止二年以上的可以申请注册；而《律师法》第九条规定，被开除公职或者被吊销律师执业证书的，不予注册。显然，我国律师法设立有“终生禁业机制”，而执业医师法则没有设立此种惩罚性机制。实际上，往往在发达国家的职业者规制制度中一定会针对重大违法行为给予终生禁业，因为对于职业者而言，最强有力的震慑便是“终生禁业”。所以我国《执业医师法》也应当进行修订，对于一些屡禁不止的严重违法行为，例如滥用药物导致患者伤残的，在相关医师被吊销医师执业证书后，不予重新注册。

公共卫生史：当前的主题与进路

Dorothy Porter

一、公共卫生史定义的变化

第二次世界大战后，随着史学研究对现代国家行政和社会福利制度的发展关注，公共卫生史逐渐繁荣起来。在20世纪50年代的历史书写里，公共卫生的概念在很大程度上等同于19世纪环境改革和预防医学方法中的“卫生观念”，如疫苗接种。世纪之交，通过环境和预防的管理规定，传染病的限制呈现出自圣经时代以来的胜利高峰。1952年，布鲁塞尔大学社会医学教授雷内·桑德（Rene Sand）撰写了一部从古至今的综合性论著，他称之为“社会医学的进步”[1]。1958年，乔治·罗森（George Rosen）在其著作中也探讨了类似的主题，该书后来成为公共卫生史上的权威性教科书[2]。桑德和罗森教授的工作具有深远影响，是自前苏格拉底时代到第二次世界大战后关于公共卫生史最全面的考查。这两本著作均写于公共卫生在西方世界已取得了极大降低死亡率的胜利、医学几乎消除瘟疫的威胁之时。因此桑德和罗森两人均写下了关于科学与医疗的技术进步，及其战胜地方性和流行性疾病能力的宏大叙事。1976年社会医学教授托马斯·马克奎恩（Thomas McKeown）对这一英雄观进行了补充，即在“现代人口的增长”中临床医学仅有部分作用，而主要是因为营养的改善和环境的改革，例如清洁饮用水的供给[3]。

当公共卫生史的大部分局限于卫生改革和传染病控制之时，我们也许可以说尽管公共卫生出现于19世纪，但它在科技发展之前就有先兆，例如摩西法典和罗马浴室及水渠就包含了公共卫生的概念[4]。但在20世纪60年代及其后三十年中，研究健康与疾病的社会史学家开始挑战这一观点。1961年，研究19世纪英国的著名社会史家阿萨·布里格斯（Asa Briggs）提出霍乱在维多利亚时期历史转折的重要作用被忽视了[5]。接着，历史学家开始研究除霍乱之外其他的流行病和传染病对于早期现代及现代欧洲、北美洲社会转型的影响。历史学家玛格丽特·佩林（Margaret Pelling）、威廉姆·科尔曼（William Coleman）、查尔斯·罗森堡（Charles Rosenberg）、卡罗·斯伯拉（Carlo Cippola）、保罗·斯莱克（Paul Slack）、詹姆斯·莱利（James Riley）、理查德·莫里斯（Richard Morris）和理查德·伊凡斯（Richard Evans）用经济、社会、政治和观念上对疾病的反应来探讨改变流行病影响的原因和结果的复杂方式[6]。这一新的编史学方法考察了不同的社会阶层、医学界、科学和宗教团体、政治派别和寡头政治对流行病的不同体验[7]。到20世纪80年代，公共卫生史的范围扩大到应对流行病时群体和个体采取的思想和行动之间的社会关系。另外，历史学家威廉·麦克尼尔（William McNeill）和阿弗莱德·克罗斯比（Alfred Crosby）也指出疾病不仅影响不同阶级、政治派别之间的关系，还会影响帝国主义和殖民化的进程[8]。随后，关于卫生和帝国主义关系的研究开始激增，为探究生命政治学在经济、军事和政治中的作用提供了新的视角。

Dorothy Porter，美国加州大学洛杉矶分校医学史与医学人文学系教授。

同时，关注定量研究的历史学家，如麦基翁（McKeown）等人开始对过去人口的流行病学和人口学结构进行研究，试图解释人口的现代增长。在大量研究发现麦基翁关于“饥饿与历史”的推论是错误的同时，关于人口增长原因的争论持续不断[9]。定量史学家给我们补充了过去社会和经济关系的知识，并且通过绘制健康与疾病的分布谱、社会阶层的身高与体重的不同格局，从而确定人口增长的因素和死亡率降低的广泛决定因素[10]。

20世纪80年代后期，一种新的世界范围的流行病激发了公共卫生史的另一方向。当代流行病的经验，尤其是当时致命的传染病几乎要成为被遗忘的历史之时，及时地唤起了历史学家、语义分析家和文艺理论家的强烈反应[11]。艾滋病复兴了对耻辱史的研究，启发了质疑这些观点的新方向，极大增加了关于日常生活社会建构的争论[12]。受到要理解艾滋病的历史意义的刺激，艺术史家和文艺理论家将他们强有力的分析加到社会学家自70年代后期就开始质疑的观点里，即比较了不同社会中身体的文化意义[13]。20世纪90年代，健康、疾病与病痛的编史学出现在关于生物学与文化、生存与死亡急速扩张的知识话语中。

自20世纪30年代以来，一场广泛的哲学与理论运动在很大程度上影响了90年代公共卫生史的发展。20世纪60年代，以“知识考古学”见长的法国哲学家米切尔·福柯（Michel Foucault）和一大批受到20世纪30年代影响的黑格尔-马克思主义思想家，如批判理论的法兰克福学派强调了西方思想体系里启蒙运动传统的矛盾之处[14]。这一观点基本上瓦解了公共卫生作为启蒙运动的理性主义巨大成就的英雄史观。受这种观点影响的历史学家诘问公共卫生制度对于提升“规训文化”的影响。福柯认为“规训文化”是现代社会典型特征[15]。同样的，公共卫生改革在促进官僚政府权威的发展和职业权力提升中发挥的作用，已受到那些认为现代国家压迫性的左翼和马克思主义批评者的质疑[16]。这些考量提供了不同的新观点，导致公共卫生史领域现在包容不同的主题和研究，即探讨从身体的多元文化政治到现代福利国家结构和社会政策的巨大变化。

在过去40多年间，历史学家、社会科学家及不同知识领域的学者已极大拓宽了健康与社会的经济、社会和政治关系的研究。在后现代的相对主义中，进步的“文明上升”论断已经过时，“宏大叙事”本身已日渐受到忽视[17]。现代社会成功地摆脱了原始无知束缚的英雄式论述，这种英雄式论述已经不能在多种重建过去的观点所充斥的世界中持续下去[18]。历史书写也不再受到某一种意识形态占优势的观点所左右，即使是在西方社会这一多元文化的大熔炉中，即使这种多元文化可以确保各种历史观点都能获得合法的权威性[19]。

然而，被后现代化理论所吸引到哲学相对主义的注意力仅仅是近来书写历史用到的睿智及哲学化的方法，这些自桑德和罗森写下他们的重要著作时就已不停地发展着。卫生、医疗和疾病史深远地反映了20世纪60—90年代不同史学和理性的发展方向。于是，公共卫生的定义不再是桑德、罗森（Rosen）和其他19世纪学者所做的定义，它现在的定义是“关涉人群健康的集体行为史”。

二、关涉人群健康的集体行为史

关于健康与疾病的观念、信仰和行为最广义的历史应当包含个体摄生法和个体自身体验的传统[20]。在目前的公共卫生史中不忽视个体及其自身行为的同时，个体行为成为研究关于人群与团体集体社会行为的辅助研究对象。也就是说，公共卫生史在很大程度上要涉及不同阶级、社会组织、压力集团，政党和政府之间的社会、经济和政治关系。对集体社会行为的关注并非意味着对个体行为及信仰的忽视。反而是个体的行为、观念和信仰已经渗透入集体社会行为中了。这意味着讨论17世纪威廉·佩蒂（William Petty）通过“政治算术”评估重商主义国家卫生状况的方法，或者考察19世纪法国公共卫生改革中社会医学改革家所发挥的作用。政治领袖，如14世纪米兰的伯纳波·维斯孔蒂（Bernabo Visconti）或有影响的公务员，如英国中央卫生局第一任秘书埃德温·查德威克（Edwin Chadwick），他们所发挥的重要作用已得到了详尽的分析[21]。

探究人群的健康可以避免为先入为主的概念所局限，不是限于讨论19世纪定义的“公共卫生”内容[22]。例如，我们可以考察古代地中海社会，看看他们的统治精英是如何从卫生行为的抽象理论和实践应用中派生出自己的政治行为。但是这类集体行为应与后期发展起来的广义的公共卫生系统区分开来，后者旨在改善所有社会阶层的生存条件并降低死亡率。研究不同年代的集体行为需要根据当时讨论人群健康的话语加以认定。假如我们要承认古典晚期一些历史学家的结论，即基督教通过制度化慈善团体的权力扩张，有助于提供病人的社会福利的发展[23]，那么我们就要提出疑问，它在多大程度上为后期瘟疫管治提供了规则？

一位早期历史学家认为“公共卫生”是19世纪的发明，我们同样亦可说“人群”的概念发明于17、18世纪。历史人口学家和历史统计学家已经揭示了人群概念的社会和历史适应性[24]。正如卡尔·马克思（Karl Marx）所说，应该从不同阶级、地位团体、民族间的社会关系中来研究人群。在这种语境里，对集体行为的关注包括了对权力结构操作的分析，这使不同时期和不同社会关于人群健康的政策成为公共卫生史研究的中最主要的问题。在前现代社会中，这意味着关注大量不同形式的权利场域，包括城市国家、封地、公爵辖地、国王领地以及教会等大型制度化权力机构。在现代社会，对关系到人群健康的权力操作研究包括考察现代国家作为政治独立体地位的提升、健康公民的含义和对国家及公民社会中达成关于健康的“社会公约”的不同解读。

人群健康史不同于临床医学的理论和实践的历史。然而，公共卫生史不能忽视生物医学理论的影响和医学观念的发展。举例来说，古代地中海社会的医学理论反映了关于健康和疾病的理性、唯物观念的出现，这种观念使得卫生摄生法影响到定居者和殖民者的行为准则，并确认什么是健康的环境。同样的，人群健康史也不能忽视临床医学和医疗卫生服务机构的影响。例如，在现代，提供医疗卫生服务的经济和政治组织对人群健康水平——长寿人口数目的大幅增长具有重要意义，尽管患有慢性疾病个体的数量也随之增加。由于发达或后工业化国家人口结构的改变，旨在提高福利保障以减轻社会、经济不良影响的政策必然要与医疗服务费用联系起来。拓展满足医疗费用的机制需要在国家层面上进行多方面的比较。

人群健康不仅与医疗服务的使用密切相关，它还依赖于社会福利的集体提供，因此，必须在从古代到工业化社会再到20世纪后工业社会广泛的福利提供史中进行讨论。社会福利史通常不仅由社会、政治历史学家来承担，而且还有社会政策理论家，他们可以探究自身学科的起源。所以，社会福利史正在经历着“范式转换”，即关于人群健康集体行为的历史需要加以考虑。

三、人群健康、福利保障和文明的进程

在一段时期里，福利史研究曾将“福利”定义为广义的社会保险体系，由中央政府或机构拨款并管理，这一概念首次出现于19世纪前半叶的北欧，在法国大革命后不久[25]。现在更多的研究开始关注由不同机构提供福利形式的变化，即从自助和互助到由政治的、志愿的或商业的机构组织的各种形式的集体分配，可有或无中央权威的干预[26]。目前，公共卫生史面临的挑战是通过考察什么决定福利混合经济体的变化，以及医疗服务和社会福利如何受到“文明进程”观念的

影响，利用这些概念来研究医疗服务的提供。

1939年，诺波特·伊莱亚斯（Norbert Elias）曾试图通过研究欧洲社会结构及个人结构的长期转型，即他们所说的“文明的进程”来探讨信仰的社会学基础。他认为“历史变迁的法则、结构和具体机制”能揭示出行为改变的结构性根源，其决定了社会行为并形成了社会建制[27]。他还试图研究不同社会群体文明行为的社会进化和心理进化。伊莱亚斯的成果促进了现在被称为感受与体验的历史社会学的发展。例如，他专注于羞耻、优雅和恐惧社会结构的历史转型和老龄化经历的心理转型。他追问：“成长”的过程是如何在西方社会发生变化的？但是伊莱亚斯只是初步探讨了文明进程中的历史转型如何影响不同社会的结构分化和融合。当代公共卫生史需要研究医疗卫生如何在社会信仰的构建中发挥作用以及如何决定社会的融合和分化。比较人群健康的论述是完成此目标的一条途径，探究国家形成过程中医疗管理条例的作用是另一条途径。伊莱亚斯尤其关注欧洲社会文明进程的历史转型如何与国家和中央集权的形成相关联[28]。公共卫生史同时还需要了解旨在规范或改善人群健康的集体行为如何涉及文明进程和国家形成之间历史关系的改变。在这种语境下，公共卫生史和社会福利史之间的联系尤为重要。

直到现在，许多人关注着国家福利而反对自发性福利。如此广泛关注国家福利的一个原因是在当代社会这是许多社会政策理论家的兴趣所在。当代社会福利分析家一直将他们的研究置于19世纪和20世纪社会政策史中[29]，并且经常在其他体系的研究中也引证英国模式的影响。因此，在这种比较研究的语境下，英国具有突出的地位[30]。结果是关于英国福利史的文献得到了历史学家的广泛应用，甚至有重复，或者说，对同样事件有不同论述[31]。

历史学家杰弗瑞·芬雷森（Geoffrey Finlayson）认为英国社会福利的编史学对此问题在整体上出现了知识偏移。芬雷森指出大多数关于英国社会福利历史著作都对其国家扩张进行了辉格式线性描述，即目标迈向建设被安妮·迪格（Anne Digby）等人称为“经典福利国家”的道路[32]。这已影响到其他福利体系历史的书写，即认同第二次世界大战后一二十年有一个经典模式的“黄金时期”。芬雷森指出，直到20世纪80年代福利国家本身的完整性受到新右派政治观点的威胁，这种线性的编史学才受到挑战，这也对民主化公民权的边界提出了质疑。新右派将注意力转移到法定的福利保障，并开始关注具有获得公民权资格的有贡献公民的作用，而这种公民权需要通过承担社会和经济责任而获得。新右派的一个政治共识是强调通过自愿、个人自助和互助获得福利的个人解决方案的价值。

不管芬雷森对于导致了编史学转向的政治动机解释是否正确，他观察到自20世纪80年代后历史学家开始日渐关注自发性福利是值得肯定的。首先，新研究着眼于“福利国家之前”的医疗卫生和福利保障[33]。帕里格林·霍登（Perigrine Horden）揭示了中世纪早期欧洲社会中社会保障的复杂网络[34]。这一慈善保障复杂网络的扩张在中世纪晚期和现代早期均被发现[35]。乔纳森·巴里（Jonathan Barry）和科林·琼斯（Colin Jones）编辑了一册札记集，其记录了直到20世纪初欧洲混合经济下的福利[36]。

非官方福利编史学的主题之一是慈善的公共而非个人特性。桑德拉·卡瓦罗（Sandra Cavallo）证明了现代早期意大利城邦的慈善医院与地方政府关系的复杂性[37]。安·柏塞（Anne Borsay）阐述了联合慈善在英国的发展，如慈善医院和学校，它们都是以公有制股份公司为模板，在18世纪金融体制改革之下建立的[38]。艾伦·米切尔（Alan Mitchell）和保罗·伟丁（Paul Weindling）说明了19世纪法、德两国成立的互助组织如何成为技术工人和手工艺者建立在个人自助原则上的集体主义“社区”[39]。慈善的公益性质突显了医疗卫生和慈善组织中各类社会团体的作用。柏塞解释了联合慈善显露出18世纪英国中产阶级的产生。卡瓦罗使人们开始关注早期意大利和英国慈善机构中妇女的作用，即她们既是捐赠者也是受益者[40]。另一些女性主义史学家讨论了19世纪和20世纪早期妇女通过医疗、社会的福利机构参与“积极公民权”和“公民的贡献”活动[41]。

因此，芬雷森是对的，他认为旧社会福利编史学的瓦解给生活在新时期的新一代历史学家创造了新机会。不过，他又错了，他忽视了需要对他称为政治集体主义和福利保障史的进一步研究，因为人群健康史至少要取决于权力的集体运作。在早期现代和现代的公共卫生史中，这一点尤为重要，因为健康的社会契约不可避免地与国家的形成及公民权利的发展相关联。基于以下两个原因，健康公民的研究证明了继续关注政治集体主义史研究的必要性持续。

首先，基于普遍主义原理的经典福利国家创造者认为，中央政府的扩张是工业资本主义社会提高其平等性的必经之路[42]。所以，他们认为无关耻辱的最低生活标准的法定普遍保障可作为一种自由市场经济产生的结构性不平等的制衡力量，并且可以赋予全体以公民权利。而且，如此行事，现代福利国家的缔造者并没有忽略通过承担社会义务而获得公民权利的这一悠久传统[43]。为了研究健康公民的权利与义务之间的复杂性，就不能忽视政治集体主义史和中央政府权力扩张的历史。自发性和慈善性机构中贡献者的积极公民权的历史研究应该与“积极”承担公民义务和社会责任相关联，履行义务与承担责任都应在国家授予公民权利前完成。没有什么比关系到人群健康的个人自由和群体权利之间矛盾的历史更具有深远影响，尤其是在现代医疗服务的供给上，有关民主化公民的权利和义务问题。

其次，政治集体主义和中央政府扩张的历史对研究人群健康的史学家，尤其是对那些关注科学理性主义对观念和文化转型影响的史学家颇有价值。他们的任务是探究政治文化和政府言论，因为这些是通过自然哲学的理性主义和实证的科学主义的语言来建构和解构的。这一论题与科学的理性主义和专门技术的社会建构论紧密相关。例如，在现代时期，这是一个需要探讨科学研究与公共政策的建构与应用之间关系的问题[44]。

四、结论：人群健康与权力操控

关于人群健康的集体行为史是一个广阔的研究领域，需要超越编年史边界的、跨学科的研究方法与知识的融合。然而，一个一致的问题是人群健康的历史不可避免地与权力操控的历史相关联。这意味着将人群健康作为一个在任何年代、在不同国家和国际背景下的政治现象来进行研究。一方面，作为一个政治现象，有关于人群健康的集体行为史紧密联系着社会福利保障，这种福利不仅是中央集权下的福利国家，还包括自发性和自由市场提供的福利。另一方面，人群健康史还与知识政治学和具体实践相结合。在后一语境里，探究观念史和政治行为之间的关系是十分必要的，如科学与公共政策之间的关系。

这本新杂志的发行是在这样一个重要时刻，它为通过跨越方法学和概念边界的对话来丰富公共卫生史的研究提供了机会。它也为公共卫生史研究超越自古迄今的编年学和地域边界提供了机会。

（李　璐　译）

参考文献与注释

[1] René Sand. The Advance to Social Medicine (London, 1952)

[2] George Rosen. The History of Public Health (New York, 1958)
[3] Thomas McKeown. The Role of Medicine-Dream, Mirage or Nemesis (London, 1976); Thomas McKeown, The Rise of Modern Population (London, 1976)
[4] George Rosen. The History of Public Health (New York, 1958)
[5] Asa Briggs, 'Cholera and Society in the Nineteenth Century', Past and Present, 19(1961), 76-96
[6] Margaret Pelling. Cholera Fever and English Medicine 1825-1865 (Oxford, 1978); William Coleman. Yellow Fever in the North: The Methods of Early Epidemiology (Madison, Wisconsin, 1987); William Coleman. Death is a Social Disease (Madison, Wisconsin, 1982); Charles Rosenberg. The Cholera Years 1832, 1849 and 1866 (Chicago, 1962); Carlo M. Cippola, Faith. Reason and the Plague: A Tuscan Story of the Seventeenth Century (Brighton, 1979); PaulSlack. The Impact of Plague in Tudor and Stuart England (London, 1985); James C. Riley, Sickness. Recovery and Death: A History and Forecast of Ill Health (London, 1989); Robert J. Morris. Cholera 1832: The Social Response to an Epidemic (London, 1976); Richard J. Evans, Death InHamburg. Society and Politics in the Cholera Years 1830-1910 (Oxford, 1987)
[7] Kenneth F. Kiple, ed. The Cambridge World History of Human Disease (Cambridge, 1993)
[8] W. McNeill. Plagues and Peoples (New York, 1976); Alfred W. Crosby, Ecological Imperialism: The Biological Expansion of Europe. 900-1900 (London, 1986)
[9] Population Studies. Journal of Interdisciplinary History
[10] Theo Barker and Michael Drake, eds. Population and Society in Britain 1850-1980(London, 1982); Simon Szreter. 'The Importance of Social Intervention in Britain's MortalityDecline c. 1850-1914: a Re-interpretation of the Role of Public Health', Social History ofMedicine, 1 (1988), 1-37; Simon Szreter. Fertility, Class and Gender in Britain 1860-1940(Cambridge, 1996); E. Anthony Wrigley and Roger S. Schofield. The Population History of England 1541-1871 (London, 1981)
[11] Sander L. Gilman. Sexuality an Illustrated History (New York, 1989); Sander L. Gilman, Disease and Representation (Ithaca, N. Y., 1988); Sander L. Gilman. Health and Illness: Images of Difference (London, 1995); Elaine Showalter. The Female Malady: Women, Madness, and English Culture, 1830-1980 (New York, 1986)
[12] Charles Rosenberg. 'What is an Epidemic? AIDS in Historical Perspective', in Charles Rosenberg, ed., Explaining Epidemics and Other Studies in the History of Medicine (Cambridge, 1992); Elizabeth Fee and Daniel Fox. AIDS: The Burdens of History (Berkeley, CA., 1989); Elizabeth Fee and Daniel Fox. AIDS-the Making of a Chronic Disease (Berkeley, 1992); Virginia Berridge. AIDS in the UK: the Making of a Policy, 1981-1994 (Oxford, 1996); Virginia Berridge and Philip Strong, eds. AIDS and Contemporary History (Cambridge, 1993)
[13] Bryan S. Turner. The Body and Society: Explorations in Social Theory (Oxford, 1984); Bryan S. Turner. Regulating Bodies: Essays in Medical Sociology (London, 1992); Dorrinda Outram. The Body and the French Revolution: Sex, Class and Political Culture (New Haven, 1989); Joanna Bourke. Dismembering the Male: Men's Bodies, Britain and the Great War (London, 1996)
[14] Michael Foucault. The Order of Things: An Archeology of the Human Sciences (London, 1970); Max Horkheimer and Theordor Adorno. The Dialectics of the Enlightenment, trans. John Cumming (London, 1972)
[15] David Armstrong. The Political Anatomy of the Body (Cambridge, 1983)
[16] Dorothy Porter, ed. The History of Health and the Modern State (Amsterdam and Atlanta, 1994); Paul Weindling. Health, Race and German Politics Between National Unificationand Nazism 1870-1945 (Cambridge, 1989)
[17] Joyce Appleby et al. eds., Knowledge and Postmodernism in Historical Perspective(London, 1994)

[18] Terry Eagleton. The Illusions of Postmodernism (Oxford, 1996); Joyce Appleby et al. eds. Knowledge and Postmodernism in Historical Perspective (London, 1996); Jerry Topolski, ed. Historiography Between Modernism and Postmodernism: Contributions to the Methodology of Historical Research (Amsterdam, 1994)

[19] George L. Clark, Dean Forbes and Roderick Francis, eds. Multiculturalism, Difference and Postmodernism (Melbourne, 1993)

[20] Dorothy Porter and Roy Porter. Patient's Progress: Doctors and Doctoring in Eighteenthcentury England (Cambridge, 1989); Roy Porter and Dorothy Porter. In Sickness and In Health: the British Experience 1650 - 1850 (London, 1988)

[21] Coleman, op. cit. (ref. 6); Richard Palmer, 'The Control of Plague in Venice and Northern Italy, 1348 - 1600' (Ph. D. diss., University of Kent, 1978); Christopher Hamlin. Public Health and Social Justice in the Age of Chadwick (Cambridge, 1997)

[22] William Frazer. History of English Public Health 1834 - 1939 (London, 1950); S. Finer, The Life and Times of Edwin Chadwick (London, 1952)

[23] Peregrine Horden. 'The Byzantine Welfare State: Image and Reality', Society of the Social History of Medicine Bulletin 37 (1985), 7 - 10

[24] Lorraine Daston. Classical Probability in the Enlightenment (Princeton, N. J., 1988); Karin Johannisson. 'Why Cure the Sick? Population Policy and Health Programs Within Eighteenth-century Swedish Mercantilism', in Anders Brändström and Lars-Göran Tedebrand, eds., Society, Health and Population during the Demographic Transition (Stockholm, 1988)

[25] Douglas Ashford. The Emergence of Welfare States (Oxford, 1986); Peter Flora, ed. Growth to Limits: the Western European Welfare State Since World War II (Berlin, 1986)

[26] Jonathan Barry and Colin Jones, eds. Medicine, Charity and the Welfare State (London, 1991)

[27] Norbert Elias. The Civilising Process (London, 1994, 1st edition 1939), xv

[28] Ibid., 335 - 421

[29] Vic George and Peter Taylor-Gooby, eds. Squaring the European Welfare Policy Circle(London, 1996)

[30] Gösta Esping-Andersen. The Three Worlds of Welfare Capitalism (Cambridge, 1990); Gösta Esping-Andersen. 'After the Golden Age? Welfare State Dilemmas in a Global Economy', in Gösta Esping-Andersen, ed. Welfare States in Transition. National Adaptations in Global Economies (London, 1997), 1 - 31

[31] Rodney Lowe. The Welfare State in Britain Since 1945 (London, 1993); Nicholas Deakin. The Politics of Welfare: Continuities and Change (London, 1994); Howard Glennerster. British Social Policy Since 1945 (Oxford, 1995); N. Timmins. The Five Giants. A Biography of the Welfare State (London, 1995)

[32] Anne Digby. British Welfare Policy. Workhouse to Workfare (London, 1989)

[33] Jonathan Barry and Colin Jones, eds. Medicine, Charity and the Welfare State (London, 1991)

[34] Peregrine Horden. 'The Byzantine Welfare State: Image and Reality', Society of the Social History of Medicine Bulletin 37 (1995), 7 - 10

[35] Richard Palmer. 'The Church, Leprosy and Plague in Medieval and Early Modern Europe', in W. J. Shiels, ed. The Church and Healing: Papers Read at the Twentieth Summer Meeting and the Twenty-first Winter Meeting of the Ecclesiastical History Society (Oxford, 1982), 79 - 101

[36] Jonathan Barry and Colin Jones, eds. Medicine, Charity and the Welfare State (London, 1991)

[37] Sandra Cavallo. 'The Motivations of Benefactors: An Overview of Approaches to the Study of Charity', in Jonathan Barry and Colin Jones, eds., Medicine, Charity and the Welfare State (London, 1991), 46 - 62

[38] Anne Borsay. 'Patrons and Governers: Aspects of the Social History of the Bath Infirmary, c. 1739 - 1830' (Ph. D. diss., University of Wales, Lampeter, 1999)

[39] Alan Mitchell. The Divided Path: The German Influence on Social Policy Reform in France After 1870 (Chapel

Hill，1991)；Paul Weindling. 'The Modernisation of Charity in Nineteenth-Century France and Germany'，in Jonathan Barry and Colin Jones，eds.，Medicine and Charity Before the Welfare State (London，1991)，190－206

[40] Sandra Cavallo. 'The Motivations of Benefactors：An Overview of Approaches to the Study of Charity'，in Jonathan Barry and Colin Jones，eds.，Medicine，Charity and the Welfare State (London，1991)，46－62

[41] Jane Lewis，Women's Welfare. Women's Rights (London，1983)；Jane Lewis. Women and Social Action in Victorian and Edwardian England (Brighton，1991)；Susan Pedersen. Family Dependence and the Origins of the Welfare State：Britain and France 1914－1945 (Cambridge，1993)；Anne Digby. 'Poverty，Health and the Politics of Gender in Britain，1870－1948' in Anne Digby and John Stewart，eds.，Gender，Health and Welfare (London，1996)，67－90

[42] Martin Daunton. 'Payment and Participation：Welfare and State Formation in Britain 1900－1951'，Past and Present 150 (1996)，169－216；Alan Deacon. 'The Dilemmas of Welfare：Titmuss，Murray and Mead，' in S. J. D. Green and R. C. Whiting，eds.，The Boundaries of the Statein Modern Britain (Cambridge，1996)，191－213；Nicholas Deakin，The Politics of Welfare：Continuities and Change (London，1994)

[43] Dorothy Porter. Health，Civilisation and the State. A History of Public Health from Ancient to Modern Times (London，1999)

[44] See for example，Virginia Berridge，Jenny Stanton，Stuart Anderson，Mark Bufton and Kelly Loughlin，'Science，Policy and the Healthy Life'，Session at the European Association for the History of Medicine and Health and the International Network for the History of Public Health，The Healthy Life：People，Perceptions and Politics (Conference，Almuncar，Spain，2－5th September，1999)

伊里扎洛夫技术的起源、发展与传播简史

秦泗河

俄罗斯骨科医生伊里扎洛夫（Gavriil A. Ilizarov）于20世纪40—50年代研制了多用途环形骨外固定器，创建了治疗骨创伤与骨科疾病的技术体系，其发现的“牵拉成骨技术（distraction osteogenesis，DO）”的生物学理论被公认为是20世纪外科领域最伟大的发现之一。肢体是复合组织，所有参与牵伸的骨骼、神经、肌腱、肌肉、皮肤等皆出现类似胚胎发育过程的细胞分裂与组织生成，近年来学术界趋向于将其称为牵拉成组织技术（distraction histogenesis，DH）。DH技术已经被广泛应用于骨科、整形外科、小儿外科、颌面外科等领域，也启发了生物学、医学基础研究的一些领域。作者自1990年始，三次赴俄罗斯远东伊里扎洛夫技术中心考察学习[1]，随后又亲历了伊里扎洛夫技术在中国的引入、快速发展与传播历程，收获良多，感悟良多，在此一一道来，一方面与技术同行分享，另一方面为当代骨科学术史积累一些素材。

一、诞生于偏僻小医院的伊里扎洛夫技术

1921年6月，伊里扎洛夫出生在前苏联高加索（现属于白俄罗斯的伯拉维斯城）的一个贫困家庭[2]。其父母是文盲，生育了6个孩子。放牧、砍柴、耕种是伊里扎洛夫童年的全部生活，他11岁才上小学，接受了8年义务教育后，又到工农速成中学短期学习。1939年，伊里扎洛夫考入黑海之滨的克里米亚医学院学医。1941年，苏联卷入第二次世界大战。伊里扎洛夫被迫转到哈萨克斯坦医学院。战争环境使伊里扎洛夫的学业更加艰难。为了满足温饱，课余时间他经常到火车站担任装卸工。1944年伊里扎洛夫毕业，在野战外科进行了6个月的强化训练后被分配到西西伯利亚的库尔干（Kurgan）州一个偏僻的“波拉温斯克”医院工作（相当于中国的乡镇医院）。库尔干距首都莫斯科有两千多公里，是沙俄时期流放二月党人的地方。

在这个面积相当于欧洲一个小国家的地区，伊里扎洛夫是当地唯一受过系统外科训练的全科医生。不过所谓的医院也只是几间小木屋而已。他每天都要在简陋的医疗环境中施行门类众多的手术。他的一切诊疗都必须独立进行，没有前辈、同行可以询问和交流，也不能通过电话向外界求助，仅有的老师就是随身携带的几本医学书籍。他的勇气从何而来？首先是病人的信任和鼓励，其次是他聪慧的天资，其三是没有退路的特殊环境，磨砺了他超常的应变能力和创新意识。

当时，第二次世界大战结束不久，数以十万计的战争伤残者被分配到各个医院。由于战时恶劣的医护条件，伤残者大多伴有骨结核。伊里扎洛夫开始接触一些因战伤、骨结核等而致肢体残缺、畸形或慢性骨髓炎的患者，用常规的石膏固定、骨牵引等传统的骨科技术很难治愈这类病人。由于抗生素的匮乏，使钢板内固定治疗骨折的手术难以开展，许多患者只能选择截肢。面对严峻的现实，伊里扎洛夫凭直觉感悟到，应该有一种更简捷、有效的医术解决这些复杂的肢体伤残。经过一段时间的暗自琢磨，他从圆形车轮稳定性的动态装置得到启发，发明了用细钢针交叉

秦泗河，北京市垂杨柳医院矫形外科，北京市肢体残疾矫治中心。

穿骨张力下固定的环形外固定器（circular external fixator），这套装置可以牢固地固定与调控骨折断端的复位与生长方向。经过预实验后，他将这个新的外固定装置用于临床治疗骨折、骨不连病例，获得了初步的成功。

1950年，伊里扎洛夫的被调到库尔干市医院任创伤矫形外科医生，工作环境的改善为他的发明和临床实践提供了较好的条件。伊里扎洛夫骨科新发现来自于一些偶然机遇。有一次，他在实施一位胫骨截肢残端延长结束后，因临时外出，没有做与瓦格纳延长法（Wagner）相同的内固定和植骨术，却发现被牵引开来的骨缺损区域被新生骨填充。他在实施膝关节外固定器加压融合术时，本意是让患者按骨断端方向旋转螺母加压。结果患者误解，反向旋转外固定器的螺丝，使骨断端进行了牵拉延长。1个月后的X线检查结果显示出骨折延长端出现丰富的新生骨。意外的现象使伊里扎洛夫认识到，不但加压能促进骨愈合，对骨折断端实施缓慢牵拉更能促进骨的自然再生，于是他进行狗腿折断后安装上外固定器进行推拉成骨的实验研究，初步证实了牵拉骨断端能诱发局部骨再生的推论[3]，并对牵拉成骨的条件做出了空前的限定和诠释：即微创截骨、牢固固定、缓慢有节律的牵拉延长才能保证细胞分裂、组织再生。为实现牵拉组织再生的目的，他独创性地发明了能够根据病情需要可以组合成八百多种构型的环形外固定牵拉器（类似万花筒），完善了经皮穿针接骨技术。一个伟大的生物学理论——牵拉组织再生及其全新的微创骨科技术体系就在前苏联西西伯利亚一个偏远的基层医院里被伊里扎洛夫发现、发明。从此，在人类肢体（任何部位）的畸形矫正（包括牙齿、颌面畸形的微创牵拉矫正）、伤残修复、形态与功能重建、美容增高与四肢美学外科方面开辟了新的天地。

二、伊里扎洛夫其人与技术生长

在20世纪50年代初，伊里扎洛夫就提出了“应力刺激”成骨的理论，并将其广泛用于临床（应力刺激可分张应力、压应力和微动应力刺激），取得了超乎寻常的成功。1951年他赴莫斯科，展示他的治疗理念和外固定架，要申请专利，但被某些保守的骨科专家拒绝，专利局也不接纳他的专利申请。经过三年不懈的争取，直到1954年苏联保健部才给伊里扎洛夫申报的骨折外固定器颁发了发明证书。1955年他被任命为“库尔干苏联卫国战争残废军人医院矫形外科主任”。1965年建立了创伤与矫形研究实验室，为他的研究提供了良好的条件。随着这一技术的广泛应用，且技术日益成熟，治愈了许多大医院难以治疗的骨科疑难杂症，在病人那里受到了普遍欢迎。但由于他身处基层医院，在相当长的一段时间里，他的理论发现与技术创新并未得到权威人士的肯定，相反招来不少非议、讽刺甚至压制。

“春色满园关不住，一枝红杏出墙来”。1968年，一个偶然事件使伊里扎洛夫一举成名，他治好了一位曾经辗转于莫斯科各大医院、实施过二十多次手术却治疗失败的奥运会跳高冠军——瓦列里·布鲁梅尔（Valery Brumel）的胫骨下端骨髓炎和骨缺损。术后第二年，布鲁梅尔又重返赛场，冲刺新的高度[3]。这个奇迹使全苏联政府卫生官员和医学权威们为其所折服。由此，伊里扎洛夫的名字及其治疗方法得到了学术共同体的承认和社会的赞许，一时名声大噪。1969年，这位没有读过研究生、也不会外语的伊里扎洛夫，以原创的“伊氏骨穿针压缩-牵张接骨实验研究”论文，通过了博士论文答辩，获得了博士学位。1970年，国家卫生部在库尔干举行全苏联骨科医生伊氏技术学术研讨会。在官方的鼎力支持下，他的技术得以在全苏联范围内推广。

1971年，前苏联政府投巨资在库尔干市筹建以伊里扎洛夫命名、拥有800张病床、18个科室的“创伤矫形与科学重建中心”[4]。中心有多学科的研究所、庞大的动物实验室、伊里扎洛夫器械工厂以及完善的康复训练厅。对伊里扎洛夫在临床中摸索出来的一套微创骨科技术与他发现的牵拉组织再生现象，进行了大样本的动物实验与临床研究（一期试验用犬即达 480 只）。最终形成了牵拉成骨的“张力-应力法则（定律）”（Law of tension stress，LTS）[5]：“给活体的组织持续、稳定、缓慢的牵伸，使其产生一定张力，可刺激局部组织的增生、再生，其生长方式类似于胎儿组织，均为相同的细胞分裂”。简言之，控制牵拉的张力-应力能刺激骨与软组织再生，这一生物学理论与技术体系又通过临床 90 万例（截至 1989 年前苏联的统计）伤残病人的治疗统计分析与验证，证明疗效奇特，治疗时间比骨折内固定减少了 33.4%～88%，医疗费用显著降低。同年，伊里扎洛夫被授予“列宁勋章”（前苏联政府授予科学研究者最高的荣誉）。

1972 年，伊里扎洛夫骨科重建与创伤科学研究中心（Russian Ilizarov Scientific Center for Restorative Orthopaedics and Traumatology）暨“苏联创伤及矫形外科青年学校”落成投入使用（后升格为伊里扎洛夫技术学院）。随后的 20 年间，这里成为名副其实的伊里扎洛夫技术、器械研究中心、培训中心和技术推广中心。1991 年，伊里扎洛夫中心成立 20 周年纪念日，也正是他 70 岁诞辰，世界各国学习伊里扎洛夫技术的医师云集库尔干向他祝贺。伊里扎洛夫相继被选为前苏联和俄罗斯科学院院士。1992 年，在伊里扎洛夫逝世当年，由德国斯普林格出版公司出版了英文版《骨穿针成骨技术——组织生长、再生的理论与临床》（Transosseous Osteosynthesis：theoretical and clinical aspects of the regeneration and growth of tissue)”。全书有 800 余页，插图 3100 多幅，其中照片图 656 幅。该书是伊里扎洛夫及其团队实验研究、创新、发现与心血的结晶。

伊里扎洛夫不仅成就卓著，医德也十分高尚。他晚年虽然功名显赫，但他依然活跃在手术台上。面对从世界各地涌来的病人，他经常接诊到深夜。他的办公室有一扇后门，工作时间太长、病人太多太累时，他不得不从那里溜出去，歇息片刻再继续接诊。1992 年 7 月 24 日，伊里扎洛夫终于积劳成疾，倒在他心爱的工作岗位上，终年 71 岁。此时，秦泗河教授恰好在俄罗斯远东伊里扎洛夫技术中心访问，有缘参加了伊里扎洛夫的悼念活动，亲眼目睹了世人含泪送别这位平凡而伟大的骨科医生。

观其一生，伊里扎洛夫长期偏居于西西伯利亚，这也许是他的不幸。因为偏僻，他的理念和技术无法更快、更广泛地传播，为全国乃至世界所了解和接受；但这也是他的幸运，因为偏僻，让他远离政治，可以不理睬正统学术界的误解，可以潜心于临床和研究，甚至自主研发器械。他一生中开发了八百多种外固定器构型，创造了两千多种被载入文献的骨与软组织再生的临床治疗技术，其中骨端滑移修复骨缺损、骨延长、肢体与颌面畸形牵拉矫正技术是 20 世纪骨科、颌面外科谱系中里程碑式的发明与发现。

三、伊里扎洛夫技术走向世界的曲折历程

在东西方两大阵营持久对抗的冷战时期，苏联严格控制专业技术向海外输出，人为地屏蔽了这一技术（1976 年，伊里扎洛夫曾在距美国佛罗里达州不远的古巴表演过该手术），使西方国家无法了解并跟进这一全新的骨科治疗体系。随着冷战的结束和全球化进程的加快，这一技术逐渐受到欧美医学界的青睐。1980 年，意大利著名新闻记者、探险家马乌里（Carlo Mauri）因登山发生骨折在意大利实施了 7 次手术后，遗留下小腿短缩和足下垂畸形。在前苏联探险家森克维奇（Senkovich）的推荐下，马乌里来到苏联接受了伊里扎洛夫为期 6 个月的治疗，随后痊愈。返回意大利后，马乌里撰写了一篇新闻报道，介绍了这一与西方骨科思维迥异的新技术。意大利骨科

专家维拉（Villa）和康泰尼（Cattaneo）教授闻知马乌里在苏联的治疗方法和效果后非常震惊。1981年6月，这两位教授主动邀请伊里扎洛夫参加在意大利伯拉基奥（Bel-lagio）召开的骨外科学学术会议。这是伊里扎洛夫第一次在西方世界展示自己的技术成就，他一口气报告了3篇学术论文[3]。听众们各个凝神屏息，惊叹着那些传统骨科技术难以治疗、甚至无法治疗的骨科疑难病症被伊里扎洛夫完全治愈的奇迹。他的魔术般的骨科技术震惊了意大利骨科学界。意大利的媒体称这一技术为“俄罗斯的第二次革命”，将伊里扎洛夫誉为“矫形外科学中的米开朗基罗”。1982年，4名意大利骨外科医生专程赴前苏联库尔干市学习。与此同时，意大利的医疗器械公司购买了伊里扎洛夫器械的专利。同年，在意大利成立了第一个伊里扎洛夫方法研究与推广学会（Association for the Study and Application of the Method of Ilizarov，A S A M I）。1985年，法国、比利时、巴西、葡萄牙、西班牙、墨西哥、南斯拉夫也相继成立ASAMI，使这项技术得以在欧洲和南美推广和应用。1986年，在库尔干市举行了伊里扎洛夫方法国际研讨会。1987年，在悉尼举行的第32届世界外科医生会议上，伊里扎洛夫荣获罗伯特·丹尼斯奖（Robert Denis Prize，这个奖项通常颁发给外科、创伤、骨折领域里最有成就的人士）。1988年，经前苏联政府的批准，在库尔干举办了首届（随后每年一次）伊里扎洛夫技术国际培训班。1996年，在伊里扎洛夫逝世后4年，在阿姆斯特丹正式成立了国际伊里扎洛夫方法研究与推广学会协会（ASA-MI international）。该协会先后在美国的新奥尔良、意大利的罗马、土耳其的伊斯坦布尔、日本的京都、俄罗斯的圣彼得堡召开过数次ASAMI国际性会议，现任主席为缪诺·克莱维若（Nu-no Çraveiro）教授。2010年10月20—22日，外固定和骨重建国际协会（International Congress on External Fixation and Bone Reconstruction）与ASAMI共同组织在西班牙的巴塞罗那召开了第三届世界外固定会议（Ⅲ WCEF），会议决定两个国际组织联合成立“国际外固定和骨重建联盟（International Confederation of External Fixation and Bone Reconstruction，ICEF&BR)”，以后每两年召开一次国际学术会议。为争取中国进入这个国际学术组织，秦泗河在中国成立了“国际外固定和骨重建联盟中国组委会（ICEF&BR China)”。

在此，我重点介绍一下该技术在北美和日本的传播。

1986年，加拿大多伦多的小儿骨科医生多罗·佩里（Dror Paley）去意大利短期研修时惊奇地发现了伊里扎洛夫技术，他克服语言障碍去俄罗斯库尔干伊里扎洛夫技术中心研修了7个月。1987年，美国纽约的弗兰克（Frankel）医生、洛杉矶的格林（Green）医生和佩里医生组成“多伦多组合”，再次去库尔干研修。1987年11月，美国邀请伊里扎洛夫在纽约举办了第一期伊里扎洛夫技术培训班，在北美成立ASAMI，每年举办肢体畸形矫正与重建国际培训班，很快使伊里扎洛夫技术在欧美得到推广。

亚洲对伊里扎洛夫技术反应最敏感的是日本。1985年，日本引进了伊里扎洛夫器械和技术。1990年3月，日本举行第二次外固定学会时，邀请伊里扎洛夫赴东京做专题演讲，中国留日的骨科医生曲龙博士聆听了伊里扎洛夫教授的报告（日后曲博士赴英国研究伊里扎洛夫技术）。1995年，日本骨科学会会长、东京大学黑川高秀教授牵头成立了ASAMI Japan并召开学会研讨会，组成考察团访问俄罗斯库尔干，多次安排骨科医生参加伊里扎洛夫技术培训班。直至2006年，日本、美国每年还派遣骨科、足踝外科医生赴伊里扎洛夫中心学习。

2010年10月，笔者赴西班牙巴塞罗那参加“外固定与骨重建”国际会议时，得知世界五大洲有40个国家和地区成立了ASAMI（含中国）。目前，全世界至少有58%的国家在学习、研究、应用伊里扎洛夫技术。美国学者对一些技术进行了多学科的基础研究[6]。其中美国阿肯色州儿童医院骨科的阿容森（Aronson）博士复制了犬的骨延长模型，如基因表达、延长成骨过程中微血管再生及血流改变、张力-应力转变机制、干细胞激活、调节与转运、延长骨的生物力学性能、骨形成质量的检测、如何促进骨的钙化、重建等，进行了实验生物学方面的系统研究与阐述。使临床医生更容易理解伊里扎洛夫技术的生物学原理。美国多罗·佩里对下肢畸形矫正进行了规范、量化的提升，提出了已被国际矫形骨科学界广泛接受的下肢畸形矫正的“成角畸形旋转中心（the center of rotation angulation，CORA)”概念与截骨术规则，使下肢畸形的矫正由主要依靠医生的经验转化到量化时代。

伊里扎洛夫环形外固定器被传到西方后，Qrthofix、Smith & Nephew 等国际大公司相继开发出优良的复合式外固定牵伸治疗器。其中最大的进展是将工程技术与计算机技术结合，研制成计算机辅助下 Taylor 多维空间外固定延长矫形器。为了简化器械的结构与穿针安装过程，美国研制了多功能关节铰链。但不论骨外固定器械或用内植物牵拉方式如何变化，肢体的形态与功能重建都必须遵循 DH 技术的张力-应力法则。2007 年 10 月，笔者有幸参加了在埃及召开的“第二届世界骨外固定学术大会”，发现伊里扎洛夫技术已经在亚洲、非洲、拉丁美洲发展中国家有较广泛的普及[7]。

总的评价是，伊里扎洛夫牵拉成骨的生物学理论被传到世界后，所有国际上的医学论坛研究的主要目的以及在创伤矫形、肢体重建及相关学科的新成就方面，都致力于证实伊里扎洛夫生物学理论的发现及进一步完善其临床应用。

四、伊里扎洛夫技术在中国的推广、应用与提高

1988 年 9 月，现任台北荣民总医院骨科的陈全木教授赴俄罗斯库尔干学习，并首先在台湾应用和推广伊里扎洛夫技术。1989 年 7 月，秦泗河教授邀请俄罗斯远东比洛比詹市伊里扎洛夫技术中心主任克里斯尼科夫、瓦西里耶维奇教授来哈尔滨讲学，并进行伊里扎洛夫技术的手术示教。1990 年、1992 年秦泗河教授 2 次去俄罗斯考察学习，并与俄罗斯签署中-俄医学合作协议。1989 年潘少川教授[8]从美国引进伊里扎洛夫技术并将其应用于小儿骨科临床，他首先在《中华小儿外科杂志》撰文介绍伊里扎洛夫技术与小儿骨科临床应用结果。此期间曾留学前苏联的李起鸿教授已完成了系列牵拉成骨的动物实验并将其应用于临床，成功治愈了多例骨不连和大段骨缺损[9]。1991 年 9 月，伊里扎洛夫应邀来 301 医院会诊并做学术演讲，但并未引起国内同行对该技术的普遍关注和重视，却催生了 301 医院年轻的骨科医生李刚赴英国女王大学骨科研究所从事这项技术的基础研究。尔后他发表了引起国际学术界瞩目的研究成果。

从俄罗斯伊里扎洛夫技术中心研修回国后，秦泗河十分重视器械的改进，尤其是环形外固定器械。这项工作得到了北京骨外固定技术研究所夏和桃的支持，夏教授参与了对器械研制、肢体延长、四肢矫形的全面的引进、开发与临床应用。夏和桃对环形外固定器最大的改进是在牵伸杆上加了弹簧，满足了弹性牵伸的要求，并将髓内钉固定技术与伊里扎洛夫技术相结合，用于肢体延长，得到了国际矫形骨科学界的广泛认可。2003 年秦泗河主持召开了中国首届“伊里扎洛夫生物学理论与技术学术研讨会”，并成立了“伊里扎洛夫方法研究与推广学会（ASAMI China)”（秦泗河任首届主任委员）。李刚教授在英国积极促成国际矫形骨科学界与中国大陆骨科学界的合作交流。2005 年 10 月，由夏和桃、李刚和秦泗河共同主持的“首届国际肢体延长与重建论坛会议”在北京举行[10]，会议邀请了俄罗斯及英、美、德国等国从事伊里扎洛夫技术研究的专家到会演讲。他们并对中国骨科医生在伊里扎洛夫技术应用方面所取得的创新给予了高度评价。其后，在中国举办了多期伊里扎洛夫技术培训班。

2006年6月，夏和桃、李刚、秦泗河赴俄罗斯参加伊里扎洛夫教授85周岁诞辰纪念活动，完成了中国大陆骨科代表团在库尔干伊里扎洛夫中心的考察与学术交流。2008年7月，北京骨外固定技术研究所夏和桃与俄罗斯伊里扎洛夫中心主任契夫特索夫（Shevtsov）共同签署了合作备忘录。根据协定，伊里扎洛夫中心于2008年派遣了一名资深的骨科医生来北京骨外固定技术研究所工作半年。此外，曲龙大夫[11]对伊里扎洛夫骨搬移（bone transport）技术有深入的研究，出版了《骨搬移治疗骨缺损与骨不连》专著。随后，上海第六人民医院的康庆林大夫赴库尔干伊里扎洛夫中心研修了两个月[12]。

广泛深入的交流催生了中国学人的二次创新，推动了伊里扎洛夫技术的本土化。秦泗河将自己创立的“脊髓灰质炎后遗症外科矫形新体系”与伊里扎洛夫技术、多罗·佩里（Dror. Paley）下肢成角旋转中心矫形原则（CORA）以及达尔文的生物进化论交融，结合中国病人的实际，初步建构了“下肢畸形矫正、残缺修复与自然重建技术体系”。经过几年的努力，已经成功地运用伊里扎洛夫技术与理念治愈了2000多例肢体残缺和骨科疑难杂症，其中9例为濒临截肢的病人。理论上也在不断超越，秦泗河与夏和桃等人参照老子“道法自然”的哲学思想，重新诠释了“骨科自然重建理念”[13]。其核心思想是：“医患同位、时空一体、有无相生、难易相成、顺势而为、自然重建”。骨科自然重建理念的提出与临床实践取得的巨大成功是对现代骨科盛行的“替代重建理论体系”的一种补充与纠偏，也为骨科学的基础研究方向提供了一些新思路。目前，经过数千例临床案例的实践探索，已经初步完成了对伊里扎洛夫技术的中国化改进，形成了一套具有自身特质的学术思想、技术原则与治疗理念，发展成为具有中国特色与风格的“骨科自然重建理念”及“下肢矫形与重建外科”技术体系。这些思维原则和技术规程推动了肢体延长、美容增高、大段骨缺损的修复、慢性骨髓炎的治疗、严重足踝畸形矫正与重建、脊髓灰质炎后遗症、痉挛型脑瘫等严重肢体畸形的矫治与重建技术的升级。由于该技术在中国的普适性，有大量的适应证可供选择，加之中西方思维的融通，中国医生的手术娴熟程度、疑难技术环节的把握已与西方国家齐平，甚至部分超过了俄罗斯、欧美矫形骨科医生。中国化改造的伊里扎洛夫技术不仅具有俄罗斯“伏特加”的浓烈，还兼备中国“茅台酒”的醇香，更加适合中国人的治疗与康复需要。对于我们的不俗业绩，俄罗斯伊里扎洛夫技术中心及欧洲、美国同行给予了高度的赞誉，也得到国际病友的认可。慕名到中国来接受该项手术治疗的海外病人逐年增多，其中不乏来自美国、欧洲等发达国家的病人。

现代外固定技术的推广与未来发展有赖于综合持续改进器材、深入的研究以及如何将伊里扎洛夫技术与内、外固定技术、数字化技术以及其他先进技术交融，以便优势互补、提高疗效，减少治疗周期与并发症。伊里扎洛夫技术涉及多学科知识，临床应用是一个复杂的技术体系，只有那些具有丰富临床经验、经过严格训练的骨科医生才能将此项技术应用到得心应手的境地，并取得更多的创新与发现。发展中的中国对伊里扎洛夫技术有强大的社会需求，对于我国骨科学界，当务之急是成立“外固定与骨重建学会”，制定标准、规范化的临床路径，建立外固定技术（伊里扎洛夫）培训中心。

参考文献

[1] 秦泗河．俄罗斯骨科见闻．中华骨科杂志，1994，10：634－635.

[2] 秦泗河．伊里扎洛夫生平、生物学理论与技术简要回顾．中国矫形外科杂志，2004，3－4：318－320

[3] GA，Ilizarav. Transosseous osteosynthesis theoretical and clinical aspects of the regeneration and growth of tissue. New York：Springer-Verlag，1992，3－46

[4] 秦泗河. 俄罗斯国家伊里扎洛夫创伤修复与矫形科学重建中心简介. 中国矫形外科杂志,2007,8:640-641
[5] 秦泗河主编. 牵张-应力效应对组织生长及起源的实验研究. 下肢畸形外科. 北京:人民卫生出版社,1998:602-609
[6] 李刚,秦泗河. 牵拉成骨技术的基础研究进展与带给骨科的启示. 中华外科杂志,2005,8:540-543
[7] 秦泗河,夏和桃. 第二届世界骨外固定技术学术大会扫描. 中国矫形外科杂志,2008,15:1199-1120
[8] 潘少川. 1989年访美杂记——介绍. 伊里扎洛夫技术和新生儿产伤骨折. 中华小儿外科杂志,1990,2:114-115
[9] 李起鸿,许建中. 骨外固定学. 北京:人民卫生出版社,2009:3-4
[10] 秦泗河,夏和桃,张晓林. 北京首届国际肢体延长与重建论坛会议纪要. 中华骨科杂志,2006,8:571-573
[11] 曲龙. 骨内骨搬移术治疗股骨头坏死. 中华外科杂志,2008,46:156
[12] 康庆林. 俄罗斯库尔干伊里扎洛夫中心学习见闻与感悟. 中华创伤骨科杂志,2009,12:骨科新观点,插页(Ⅲ)
[13] 秦泗河. 伊里扎洛夫技术与骨科自然重建理念. 中国矫形外科杂志,2007,8:595-596

健活，对话胡大一

——一个临床专家的健康传播史

胡大一　王一方

健活，是一种生活信念和姿态，一种生命祈求和状态
从乐活到健活，是一种人生观（生命观、疾病观、治疗观）的升华
我们有理由活得明白，活出品质，活出尊严

引言

健活，是一种现代生活新理念，也是生命的优化状态，它不是“健康生活”的缩略语，如同乐活不是“快乐生活”的简称一样，它不仅容涵了健康生活的信念和规范，更是一种生命（品质、尊严）优化的祈求和实践，从乐活到健活，体现了一种人生观（生命观、疾病观、治疗观）的提升。诚然，没有健活，也就不会乐活（身心快乐是健康的题中之意），但健活质疑“乐活”传播和理解中乐生厌死，逃避痛苦（疾病），及时行乐（消费主义）迷思。也就是说，健活绝不回避人生中的疾苦、忧伤、死亡等命题。唯有穿越、超越这些生命的母题，才能抵达“健活”的精神彼岸。

胡大一：当今中国最优秀的心血管疾病专家，他不仅有着高超精湛的临床技术，还表现出强烈的人文、社会与公益关怀。胡教授是卫生部健康教育（传播）首席专家，北京市全民健康促进项目“健康快车”的列车长（策划人），中国有氧运动积极的倡导者。多年来胡教授一直穿行在诊室、手术台、学术会议与公众健康讲坛之间，推动着临床医学的人文化、社会化，以及卫生知识与福祉的大众化。他身兼临床专家与公共知识分子的双重角色，不平凡的技术成长经历和精神历练使他的生命观、健康观、疾病观、医疗观不同凡响。聚焦“健活”话题，成为走近他推动公众理解、领悟公共健康实践与思考当代医学困境的窗口。

王一方：医学人文学者，资深媒体人。医学背景、媒体人的经历与哲学眼光的组合使得他对当代医学与健康趋势有着更多睿智的洞察。他的发问，使得这场对话更富有思想质感与人文气息。

王一方：大一教授，我觉得您的名字很有趣，如果将“一”视为老子的“道”（道生一），那

胡大一，北京大学人民医院心血管中心。
王一方，北京大学医学人文研究院。

就是大道；如果将“一”视为谐音中的“医”，那就是“大医”。无论大道，还是大医，都是一种寄寓，注定您对医学、健康命题的追溯不囿于器物、知识与技术，有一份超拔（哲学感）的期盼和隐喻在里面。

胡大一：名字只是个体生命的符号，没有那么多的微言大义。但是，细细回味，确实也包含着父辈的一些期盼。我从小随母姓，父母都是医生，父亲是眼科大夫，母亲是妇产科大夫，在当地很有声誉。我后来选择医学的道路肯定受到了医务家庭的影响，以我当年的高考成绩（1965年河南省的高考状元）要进别的学校一定也可以录取，但是我坚定地选择了北京医学院（现在的北京大学医学部）。至于起名字时父母一定没有希望我后来成为大医，通晓大道的希冀。最初的名字叫“天一”，所谓“天一生水”，不知为何改为了“大一”。有一回我在新疆搞先天性心脏病的义诊（实施“胡大一爱心工程”），一位当地的病友长跪不起，呼喊“胡大，救我”，顷刻我成圣人了。要讲名字中有隐喻，大概是我那行医一生的父母在叩问医学的终极关怀（医学的目的和核心价值）。

我们还是聚焦到今天的中心话题——健活。医学的目的其实很明白，就是让人们“健活”，健活的对立面自然是“苦活”、“痛活”、“病活”、“残活”。余华的小说《活着》就讲述了一位名字叫“福贵”（实则既无福，也无贵）的中国农民一家人的苦活史。医生的职业使命无疑是救死扶伤，治病、助残、救人，其实这些都只是手段，是对人们偏离健活状态的矫正。使他们回复到健活的状态来，医学的根本目的是让我们的百姓健活。健活不仅是医学的终极目的和核心价值，也是人生的分母和幸福的核心。在这个分式中，财富、名利、爱情再大都是分子，分母消失了，分子再大也得归零。如今有一种错误的观念叫“前半生忙事业，后半生忙保命”，或者表述为“40岁之前用健康去换钱，40岁之后用钱去换健康”，这个买卖很不划算，一买二卖，损失了许多宝贵的东西，而且，健活是用金钱买不回来的。为什么不能将健活与事业成功两个目标结合起来呢？

王一方：是的，生命中只有追求“健活”，才能活出品质，活出尊严，而且我很赞成讲健活不要刻意回避疾苦、忧伤、死亡等母题。它们与健活是硬币的两面，只有悟透了生死，咀嚼过痛苦，体验过忧伤，扛起过痛苦、忧伤然后放下了的人才会珍惜生命，才会不懈地追求健活。中国人讲“生寄死归”，德国人讲“向死而生”，都是将健活放在一个有限时空中思考、讨论、谋划的命题。健活不包括长生不死、万寿无疆、永远健康。这大概就是您经常喜欢讲的“健康的希望”与“健康的奢望”。

胡大一：您是研究医学哲学的，健康有许多范畴，我们过去只关注它的内涵、外延、WHO如何定义（躯体无疾病，心理、社会交往良好），不关心它的哲学范畴，这有问题。在我看来，范畴比定义更重要。譬如“绝对健康与相对健康”、“静态的健康与动态的健康”、“健康的理想与理想的健康”，一一展开，则妙趣横生。中国人有一句俗话“人食五谷杂粮，焉能无病？”就是反对绝对健康的观点。现在医学有几千项体检指标，如果全都做一遍，这个世界上几乎没有几个健康人。生理学研究告诉我们，动脉的粥样硬化病变从新生儿阶段就开始了。据报道，在朝鲜战场上，医生为阵亡的年轻美国士兵做尸检，就发现有明显的冠状动脉斑块形成。因为他们的供给里有香烟，以及富含高脂肪、高胆固醇的罐头食品，而在坑道里吃炒面的志愿军士兵就好许多。随着年龄的增加，心血管内壁一定有改变，但程度则与你的生活方式密切相关。即使没有任何症状，也隐匿着一些早期病理变化。我们着力抓的心脑血管疾病的一级预防（控烟、节食、改善生活方式等，以及控制体重、肥胖、血压、血脂、胆固醇、血糖）就是要将这些相对健康的指标管制好、调节好。此外，我不赞成一讲理想就是在客厅里谈共产主义，就是彼岸，就必须远大崇高。其实，理想的星空不仅要仰望，也要与之对话，理想要落地。在我看来，健活的理想必须成为现实生活中可以被百姓理解、可操作的行为目标和指南。我为它详列了五条指标。

王一方：您算是临床大夫中非常重视哲学素养和哲学思维的专家了。对于健康范畴的思考，我认为倒也不必走理论归纳的路子。我最近收集了一些民间的段子，其中就充满了哲理。譬如许多民众认为——健康不仅是知识，更是生活的智慧。我们应该着力培育一种高品质的生活信念和状态；健康是谋略，是宣言，更是从今做起的行动，切不可做言语的巨人、行动的侏儒；我们追求"能健康"，不想"被健康"。在这里，"被"就是被裹挟（随大流，随时尚），被他人标注（认定）；健康不是九宫格，而是七巧板，反对刻板，提倡不拘；健康不是单数，是复数，不是一招鲜，而是多元协同、多管齐下（观念与技巧、技术与人文、药食与运动、中与西、古与今、土与洋并进）；健康不是瞬间的目的实现，是持续的进取过程；更有趣的说法是"健康不是唐僧肉（一吃了事），而是西游记（经历奋斗）"；健康不是奢侈品，而是日用品，讲究适度，拒绝过度保健，奢侈保健、如同拒绝奢侈医疗、过度诊疗；健康不是人参、燕窝、冬虫夏草，而是节食、控烟（盐）、有氧运动。说最后一句的朋友一定是听了您的报告后才有感而发。

胡大一：医学是需要哲学智慧的学科。这些年我担任了许多学术期刊的主编和审稿人，很看重的是《医学与哲学》杂志的主编。我们今天讨论的健活话题就充满了哲理。首先，要讲求道与术的统一，不是单一的术，只讲术就会随风飞扬，没有主意（定力）。随着经济水平的提升，国人对于健康的渴求非常强烈，因此，保健热持续不断，保健时尚一个接着一个：今天流行早上起来喝凉水，明天风行甩手、打鸡血，后天热衷于吃茄子、喝绿豆汤；一会儿气功热，一阵子呼啦圈热；广播体操冷后又复热；营养专家讲吃最重要；体育专家讲运动最重要；心理学家强调心理调适、摆脱焦虑紧张；中医专家提倡四季养生、冬令进补；体检公司提醒你全面体检，指标越细越好，最好做一个几万元甚至十万元的大套餐；专科临床大夫强调本系统疾病的早期筛查，千万不可大意；江湖人士劝你"求医不如求己"，只需花上几十元上百元买它的书籍、光盘，闭门去钻研就可消灾祛病，延年益寿……面对滚滚而来的信息风暴，老百姓莫衷一是，要么保健意识过敏，一点儿小状况就惊慌失措，要么就保健意识麻木，健康风险成堆仍坦然处之，或者胡子、眉毛一把抓，分不清甲乙丙丁。此时，我们医生能干什么？正本清源，抛开技术来谈健康的大道。告诉百姓，健活不是一阵子，而是一辈子；不求长生不死，但求健活每一天；不刻意追逐某一热门的保健术，而是着眼于个体健康生活方式的建立。要明白健康绝不是靠花钱能买到的，要健活就要树立正确的享乐观，破除消费主义、物欲崇拜，花气力改掉陈年陋习（吸烟、酗酒、暴饮暴食），妥善管理不断滋生的欲望，不能跟着社会习俗（商场、官场的潜规则）走，成为欲望（声色犬马、酒色财气）的奴隶。民间智慧有一个信条，叫"没事不找事，有事不怕事"。但是在健康管理方面，许多人恰恰反其道而行之，"没病去滋事找病，有病就恐慌乱投医"。健康亮红灯、出状况了，要引起重视，及时改弦易张，而不能轻信无良商家的承诺和诱骗，即使品质、效果再好的药物，也不能服了降糖药去吃甜食，吃了降压药去飙歌，吃了解酒药去酗酒，抹了防晒霜去暴晒，系上保险带去撞电线杆。这些年，烟草企业特别热衷于出资搞"青少年远离烟草"的公益活动，其实是在玩儿"欲纵故擒"、"反面敷粉"的花招。青少年有逆反心理，你越倡导不允许，他们就越要尝试偷偷体验。名曰戒烟宣传，实则是市场营销推广。

王一方：对于当下健康传播的纷乱局面，我们是应该好好检讨一番了。如今百姓热盼健康，又害怕被误导。据我所知，老百姓有三怕：一害怕忽悠受骗，二害怕迷信误导，三害怕商业陷阱，不知道应该相信谁。美国的医学史家拜纳姆写过一本书，名字叫《科学是怎样败给迷信的》。这本书检讨了近百年来美国医学的公众理解和卫生科普的迷茫与迷失，结论是科学败给了迷信。

美国尚且如此，中国的情形又是如何呢？我们的一些学者写文章称“科学败给了江湖”（回避“败给迷信”的结论）。君不见，口若悬河、满嘴忽悠的多是张悟本之流（骗子亮相），百姓屡屡被忽悠，不敢再相信谁。绿豆、茄子被捧上天，厨房赛药房，食疗胜医疗，求医不如求己。以民间常识挑战、否定专业化、职业化的医学，呼唤神灵下凡；而那些故弄玄虚、过度承诺的一定是明星代言（受商家雇佣，拿人的钱，帮人吆喝）。百姓对此将信将疑，牙膏胜牙科，食物胜药物，制造出药到病除、平复如初、钱到病除、立等见效的神话。出言偏激狂妄、唯我独“科”（别人都是伪科学）的都是“圣斗士”（“麦卡锡式”的迫害狂），百姓对此也颇为反感，这是另一种江湖，另一种形式的迷信，以纯正科学为招牌，割断历史，丢弃传统，搞科学主义的舆论恐怖，肆意散布仇医情绪。在他们眼里，中国医学界漆黑一团，既不科学，也无诚信，中医作伪，西医造假，中药不能吃，月子不能坐；非美国佬认可的指南、手术、药物统统不可靠，唯有美国输出的转基因食品是安全的，才值得大力推广。还有一群人，如大姑娘上轿，拘谨厚道，在媒体上复述医学教科书（专业术语、缩略语满天飞）的准是临床大夫（专家），老百姓虽悉心恭候，却直呼听不懂。不过，他们中也有一些人脱颖而出，立刻就赢得了满堂彩，如几年前风行的是洪昭光先生，今天有您的案例。

胡大一：我基本同意您的看法，中国目前的健康教育或者健康传播确实是一锅夹生饭，需求很大，市场很乱、鱼龙混杂、泥沙俱下。对此，我觉得应该多寻求改善的良策，而不是一味地抱怨。如何改进，我认为要解决两个逾越机制，一是医生要逾越现有的专业话语模式，学会讲“普通话”，不能只会讲“学术方言”；二是当代中国医学要逾越现行的重治轻防（治已病，轻未病）、守株待兔（等病求医）、曲突徙薪（事后补救）、条块分割（铁路警察，各管一段）的工作机制，建立鼓励医生投身健康传播的社会与职业的“动力机制”，进而检讨、反思现代医学的战略选择与运行模型。医生应该变被动为主动，从辛勤的临床治疗师转变为智慧的健活指导师。不从预防疾病的源头抓起，病会越治越多，越治越刁（譬如超级细菌），费用会越来越高，整个社会在经济上将无法承受。此外，还有整合两个积极性（媒体积极性和专家积极性）的问题。

王一方：我补充一条，还要创新文体和话题。最近我读到《中国国家地理》杂志执行主编单之蔷的一篇文章。他说他欣赏的科学传播的文体是“记者＋学者＋诗人＋哲学家”的综合。像记者那样到现场去，给文章以强烈的现场感、新闻（鲜活）感；像学者一样严谨和富有知识涵养；像诗人那样锤炼语言和富有情感；像哲学家一样洞悉与思考，给文章“魂”一样的东西。同时提到要传播科学知识，但不能像教科书那样传播，要让知识插上“话题”的翅膀，成为人们的“谈资”。他们杂志探索出“新闻由头＋知识、媒介事件＋知识、当红人物＋知识”三个模式。他呼吁，那种只关心结论，不关心过程、由论据到论点、程序化、模式化、干巴巴的科研论文式的语言该中止了。不过，技巧是可以训练的，我们北京大学医学部已经开始重视学生的新闻评论训练和专业、普及“两支笔”写作的训练。但如您所说，健康传播的动力机制最重要。我很想弄明白：虽然大部分专家也参与了健康传播，为什么他们只愿意蜻蜓点水，而不愿意全力以赴？

胡大一：在我看来，主要是技术主义、消费主义的职业价值误导，加之人文、社会关怀的相对缺失。健康传播有利于全民健康生活目的的实现，但是它只是公益性的知识宣讲，而不是高技术的竞赛和表演，不能表现专家的技术高度，不能彰显专家的学术地位，也不是有现实商业回报的技术交易活动，不能为个人带来利益。我私下里讲，做健康传播有三道坎要迈，一是荒废专业，二是迁怒同行，三是疏远医药利益集团。当然，到我今天这个年纪、这个身份、这个地位，就无所畏惧了。我现在每年的健康讲座在50场左右，常常是一周一场，有时是两场，主要是直接面对听众的，而且主要在我搞“胡大一爱心工程”的基层县市，如革命老区的广西、贵州、大别山地区，还有少数民族地区，如新疆的基层医院。偶尔也在电视屏幕上讲。最近我突然觉得应该跟记者们讲，通过他们再传播，面就更广泛了。于是我就去各地的报社和记者协会讲了几次。回顾我本人不弃不离投身健康传播的历程，也是跌跌撞撞走过来的，其中有不为人道的苦楚。更多的驱动源自内心的觉悟与呼唤，不见得能被现有的医疗体制和市场规则所容涵。

王一方：您最早走出诊室，拿起话筒对公众宣讲健康知识和技术是哪一年？

胡大一：1994 年 6 月 3 日，当时我在朝阳医院工作，院长是后来成为北京市卫生局长的金大鹏教授。我们在健康传播上的理念非常合拍，他和我一起策划、推动了中山公园的“健康大课堂”（还有后来的健康快车项目）。记得原设想百十人参与的讲座却一下子冒出来三四千人，令组织者措手不及。最后，我被请进了广播室，通过静园广播给大家宣讲心血管疾病的防治知识。只见树阴底下、小路两旁，到处是翘首听讲的人们。那场面是我有生以来从没有见过的。我亲身感受到百姓对健康知识的渴求，感受到我的专业知识如此被社会迫切需要，同时也体会到医生困守诊室、坐堂行医的模式是多么陈旧。从那时起，健康传播工作就成了我工作中不可缺少的重要部分，也成了义不容辞的责任。

王一方：这里好像有一个先觉，心脑血管病大夫特别热衷于健康传播，都特别热心于社会干预。近年来在健康传播方面卓有声名的洪昭光教授也是心血管大夫，凌峰大夫是脑外科大夫，向红丁大夫是糖尿病专家，属于内分泌专科，但内分泌科与心脑血管病的谱系也很近。这里有什么必然性吗？

胡大一：这是因为心脑血管疾病先迈入了社会干预、群体预防的阶段。中国是心脑血管疾病的大国。每年因心脑血管疾病死亡的人数占中国人民全部死亡总数的 40%以上。目前，心脑血管疾病已成为中国人民健康的第一杀手。据世界心脏联盟分析预计，到 2020 年，全球心血管病死亡率还将增加 50%，其中 76%将会发生在发展中国家。有数据显示，我国 2008 年心血管疾病患者使用支架的数量为 18 万支，2009 年增长到 24 万支，2010 年预计会超过 30 万支。我为这些数据的增长感到焦虑，因为单凭技术优势控制不了我国心血管疾病的发病率和致死率。作为心血管疾病的专家，要尽快探索出早期干预、降低心血管疾病的发病率和致残率的办法来，必须把群体预防、生活方式干预纳入到心血管疾病防控的首要位置上来。我们的共识是：健康传播是防治模型转型的关键，而且事半功倍。

我常常在呼吁，未来 10～15 年是中国控制心脑血管疾病的最佳窗口期，从下游临床救治入手控制心脑血管疾病蔓延的第一道防线已基本失守，我们要调整战略，迅速修筑第二道防线，切实推动心脑血管疾病从临床救治为主转向预防为主，尽快探索出早期干预的办法。对此，每一位心脑血管病大夫都应该有紧迫感和使命感。而要降低心脑血管疾病患病人数的迅速增长，我提出要完成五个转移：一是要从下游的临床救治为主转向疾病的上游预防为主；二是实现从实验室研究转向循证医学，三是从单纯的关注数字转向关注科学数据；四是从以大医院为中心转向以社区为中心；五是从坐堂医生转向社区健康教育、健康促进，这样才能真正抓出成效来。大部分工作都离不开健康教育和健康传播。

这里不能不提“芬兰经验”。20 世纪 60 年代和 70 年代早期，芬兰的心血管病死亡率很高，男性的死亡率居全球首位。研究发现，导致心血管病的风险因素——高胆固醇含量，与芬兰人的饮食有密切关系。芬兰的科研人员、医学专家和政府决策者经过仔细研究后，决定实施社会群体干预措施。1972 年，干预项目开始在当时芬兰心血管病发病率最高的省份——北卡省实施。项目以社区为基础，通过降低人群中心血管病危险因素的水平（包括控制血清中胆固醇含量、降低高血压和控制吸烟等综合措施）以减轻心血管病的沉重负担。该项目实施后，人们的摄食行为有了很大的改变。1972年，约90%的芬兰人吃面包时要抹黄油，1992年，仅有15%的人这么做。水果和蔬菜的消费量从1972年每人每年20公斤增加到1992年的50公斤。在1972—1997年，北卡省男性吸烟率下降了一半，胆固醇平均水平下降了约20%，血压也得到了控制。1972—1997年，该省25～64岁男性心血管病、冠心病死亡率分别下降了68%、73%，男性和女性的期望寿命分别增长了7年和6年。项目实施5年后，芬兰政府将北卡省的经验推广到全国，全国性指标也随之发生了显著变化。1969—2001年，芬兰全国的心血管疾病死亡率下降了66%。

王一方：有了成功的范例做榜样，我们就没有什么迟疑的啦，见贤思齐，奋起直追吧。

胡大一：中国的事情没那么简单。心脑血管疾病社会防治机制的建立不仅要解决社会动员问题、筹资问题，更大的阻碍是工作机制与惯性思维。中国人的健康改善坏就坏在“等”字上。病人在等，医生也在等，就像公安潜伏哨。等什么？等嫌疑犯出现，等他作案，好抓他个人赃俱获，不然就没有证据。同样，医生在等病人不舒服。病人有了不舒服后才上医院看病；医院里满是等病人挂号求医的坐堂医生。两个方面的等待，使健康促进、健康教育、健康管理和疾病预防变得无奈……整个医疗体系就是等人得病，得大病，得有治疗价值的病，越是专家越是治大病，治疑难复杂的病，治不治之症，治一些能带来经济效益的病。大家不觉得荒谬吗？为什么不早行动呢？症状隐匿了，没冒出状况来，没法施展技术，也没有效益。很奇怪，医学是咒人生病的，是表演技术的。所以有一个玩笑话，不知是真是假，说巴黎城里的医生罢工，这里的发病率、死亡率双双下降。

对于人生第一大杀手的心脑血管疾病，根本不能等待。就冠心病而言，等的结果是什么？一旦出现症状，10位男性患者中约有6人、10位女性患者中约有4人会发生急性心肌梗死和猝死。发生了第一次心肌梗死后，即使得到最好的治疗，再发概率也会大大增加。倘若等到出现症状再去医院看病，就没有办法做到看病不难、看病不贵。社会负担就势必日益沉重。1993—2003年间，中国每年用于心脑血管疾病的直接医疗费用已达1300亿元，年增长率超过了GDP的平均增长（8.95%）速度，达到17.33%。心血管疾病是全身性、弥漫性血管壁疾病，动脉硬化、血栓形成可引起大脑、心脏甚至下肢血管狭窄、闭塞。人们常说“人老先老腿”，实际上60岁以上的老年人，每5人中就有一人患有下肢动脉硬化。

王一方：聊到您的专业，您有说不完的话，我想知道，究竟如何看待我国当今时代的心脑血管疾病的防治水平？出路在哪里？如果疾病谱中居第一位的疾病无法得到有效控制，健活就是一句空话。

胡大一：目前心脑血管诊疗技术发展神速，但总体来看，依然十分苍白、无奈，因为大多数疾病缺乏根治性的手段。道高一尺，魔高一丈，我们必须心存这份敬畏。检讨我们的战略，是重心前移（预防）、下移（社区）不够；从策略上分析，是我们的防治潜力被肢解了，所谓“铁路警察，各管一段”，没有形成组合—叠加效应。去医院看病，不少人都有过这样的经历：病人在好几个科之间转圈，做了数不清的检查，结果无法判定主要疾病在哪里，治疗应该从哪里开始，往往各科有各科的意见……譬如，目前在我国所有死亡的急性心肌梗死病人中，有一半发生在未到医院时，大多数由心室纤颤所致。在美国，体育场所、机场甚至大型企业都备有除颤器，经过训练的警察、出租车司机都可以做心肺复苏和除颤术。这样就赢得了救助时间。因此，我们不仅要注重新技术的引进，还要重视硬技术的软着陆，构筑综合立体的疾病防治管理模式，尤其是对于心肌梗死病人，时间就是生命，需要早识别、早发现、早除颤、早转送、早开通、早出院，这几个早字实现不了，病人就会有生命危险。如果病人缺乏相应知识，没有意识到心肌梗死危险的程度，可能没到医院就死了；如果医院的服务流程拖拉，即使病人到得很早，也不能马上得到救治。所以，如果没有相对优化的立体管理和服务模式，纵然有再好的单个技术，综合效应也会低下。早在 1995 年，我率先在全国建立了急性心肌梗死绿色通道和“胸痛中心”，强调时间就是心肌，时间就是生命，提出了“病人—院外急救系统转送—院内绿色通道（急诊 PTCA）—随访＋身心康复—社区互动”五环服务模式。如今，在我创建的北京大学人民医院心脏中心，首先搞了心内科与心外科的结合，使科间分割问题得到了较好的解决。后来我又搞了“双心门诊”，对心理和躯体疾病一并关注，实际上是心脏科与心理科的融合。传统的医学划分是：心脏病归心脏科管，内分泌疾病归内分泌科管，康复归康复科管，心理疾病要去心理门诊，而病人需要的是综合服务。有条件的医院应该组成功能交叉的临床研究所（室）。我最近倡导的“生命网”模式中就包含糖代谢的监测、康复指导内容，未来还将加入对病人运动、饮食的指导，并逐渐形成一个团队式服务。这个团队里有医生、护士，还有搞营养、运动医学的人员，为病人提供一种系统服务。

王一方：如今，一个很严峻的问题是医生在健康传播中的“言传”与“身教”脱节问题。许多百姓从医院回来，对医生的个人信任不但没有建立起来，反而充满疑虑，直犯嘀咕：他的话我能信吗?

胡大一：医生自身的形象、健康状况、个人行为与他的话语权威是密不可分的，这个问题直接影响着公众对健康传播的遵从度、信任度、满意度、忠诚度。病人会想，你自己面容憔悴、力不逮鸡，能治好我的病吗？自己一堆的坏毛病，能教会我健活吗？目前，医生的生活状态是“2 加 5，白加黑”，“2 加 5”是指 5 天工作日加 2 天周末，“白加黑”则是说白天加黑夜，医生处在超负荷状态。有数据显示，我国超过 1/4 的医生存在心血管疾病的风险，1/3 的男医生体重超标（肥胖），男医生中烟民占 29.8%。2009 年我们北京大学人民医院职工体检，1400 位 35 岁以下的员工参加，查出血脂异常占 47.9%，脂肪肝占 32%，高血压占 15.3%，高血糖占 10.4%。可见问题之严峻。此外，如果医生自身肥胖、烟不离手，只能自毁形象。

就我本人而言，身高 1.78 米，最近几年体重始终保持在 75 公斤左右。其实，2000 年时，我的健康一度亮起了红灯，体重达到 92 公斤，腰围 110 厘米。体检时吓一跳：空腹血糖处于临界值，餐后血糖升高；三酰甘油超标；B 超还提示脂肪肝。这使我真切地意识到自己有这么多健康隐患，于是下决心改变生活习惯，坚持有氧运动，加上控制进食、少吃肉，每餐八分饱，现在各项指标都正常了。我觉得一个好医生，除了能治病，还要在健康上对老百姓有示范作用。

王一方：健康传播的工作是未雨绸缪，常常看不到现实价值，被人误解为无事瞎忙，您如何对公众讲明白这个道理?

胡大一：“曲突徙薪”的故事大家都知道，这是《汉书·霍光传》中的传说。原文是：“臣闻客有过主人者，见其灶直突，傍有积薪。客谓主人，更为曲突，远徙其薪，不者且有火患，主人嘿然不应。俄而家果失火，邻里共救之，幸而得息。”事后，主人烹羊宰牛，宴请四邻，却没请当初建议他将柴草移走、将烟囱改曲的人。有智者对主人说：当初如听信了那位先生的话，今天就不用准备答谢筵席了，原先给你建议的人不被感恩，而救火的人却是座上客，这没道理呀？主人顿时省悟，赶紧去请当初给他建议的人来吃酒。在健康管理上，那些未雨绸缪、曲突徙薪的人，他时时洞悉危险因素与健康隐患，重视事态变化的征兆，在病变发生之前进行干预，这是“预则立”的智慧，应大力提倡，也要大力宣讲。

讲到价值，有一种价值是医生的人格魅力。《希氏内科学》开篇就是：“医学是一门需要博学的人道主义职业”。医学虽然是一门技术性与艺术性并举的职业，但核心却是“人道”，如果医生做不好人的文章，摆不正人的位置，诊疗中少了社会和人文内涵，就不能说真正理解了“医学”。

相反，你的言谈举止，你的心态、状态是那样的纯粹、澄澈，处处闪耀着人性的慈爱，那么，你所说的、所做的一切一定会被公众认同，甚至赞誉。

除了讲大道理，我还要特别强调小细节。譬如在降压药使用问题上，患者的依从性至关重要，因为漏服药可使达标率降低七成。高血压患者往往需要终生治疗，而对于依从性差的患者来说，其疗效会大打折扣。据调查发现，经常漏服药物（1周漏服次数≥3次）的高血压患者，比从不漏服药物的患者血压达标率下降72%。为此，我编了一段顺口溜：一口水，一片药，控制血压不可少，宁可少吃一顿饭，不可漏服一片药。

王一方：健康传播在中国必须做到“脚杆子上有泥”，源于生活，高于生活，才能扎根民众，吸引百姓参与。当年洪昭光先生的名言流传下来就是“一二三四五，红黄蓝白黑”，那么对于语言的通俗化、内容的实用性，您有何建议？

胡大一：我在健康传播的探索中悟出十六个字：叫“通俗易懂，朗朗上口，实实在在，轻重缓急”。

我关于健活的基本口号是：管住嘴（烟、酒、盐、高脂、高胆固醇）、迈开腿（少坐车，少坐电梯，多走路，多爬楼）、知足（删减欲望）、感恩（友善待人）、常敬畏（彻悟生死，豁达人生）。

为了满足公众对健康前景预判、预知的需求，我设计了一张“心血管疾病风险的科学预测（算命）表”，通过将自己的性别、年龄、有无糖尿病、是否吸烟、血压收缩和胆固醇等数据填入表内，即可了解自己十年内发生和死于心血管病的危险程度。通过十年风险预测表，可以直观地推算出十年内发生心肌梗死、脑卒中和死于心脑血管疾病的危险处于红色警报、橙色警报还是绿色区域，是5%、还是10%还是20%以上，也可以进行相对危险的评估，看看自己与同样性别、年龄、处于理想状态的人群相比危险高出几倍。

近年来，我还总结出一个“心脏健康密码”（由于也是11位数，也叫国人健康手机号）140-6-543-0-268。

“140”是血压达标值。要保护心脏，必须把收缩压降到140mmHg以下。血压每降低4mmHg，冠心病的危险能降低15%，脑卒中的危险降低23%。

“6”是血糖达标值。建议空腹血糖降到6mmol/L以下。

“543”是血脂达标值。低危人群总胆固醇须低于5mmol/L；有一项危险因素，如患糖尿病或吸烟者，总胆固醇须在4mmol/L以下；高危人群，即有多项危险因素，如既有糖尿病又吸烟的人，总胆固醇必须控制在3mmol/L以下。

“0”指的是零吸烟率。

“268”指的是腰围。男性要把腰围控制在2.8尺以下，女性则应控制在2.6尺以下。

王一方：常常有人这样感慨：生死有命，富贵在天。也就是说医学可以有知、有术，而且可能很发达，但无法改变生命无常的境遇。从生命哲学的观点看，每一个生命都是偶在的、被动的，我不知道我明天出门会不会出车祸，或者在雨天遭雷击，运动时心脏会不会出意外，或者在恐怖袭击的现场被流弹误伤。您编制的“科学算命表”能解决这个偶然性、被动性命题吗？

胡大一：生命的偶然性、被动性是无法排解的阴影，但是必然性、主动性依然是生命中的阳光，我们能把握的是健康的大趋势，是健活的概率，通过积极的生活态度去驱散生命中的阴霾，抓住命运的缰绳。尤其对那些有抑郁倾向、疑病心理的人，特别需要心理疏导。除此之外，我的建议是积极投身到有氧运动中去，运动能改善心情，给生活注入阳光。

在美国，著名的库博教授创立了有氧运动中心。美国历届总统、美国航天员纷纷到那里健身，它从一个侧面带动了美国心血管病死亡率的下降。大家知道，有氧运动并不是提高身体爆发力的竞技项目，而是以健身、提高身体耐力为目的，因而是轻中强度持续性运动，而且需在运动中保持氧供求平衡。快步走、慢跑、游泳、打乒乓球等都是很好的有氧运动。最值得提倡的是走路，因为走路无需特殊条件亦无成本，便于整合在每天生活和工作的节奏里，既有效又安全。

我将自身的有氧运动归纳为“一三五七”，即每天至少运动 1 次，连续运动不少于 30 分钟，每周至少保证 5 天，运动心率控制在 170 减年龄的范围。判断心率的做法是：在运动结束瞬间即数 15 秒脉搏，乘 4 便等于一分钟的心率。我本人一直积极实践库博提倡的晚饭前运动的理念，每分钟走 100 步左右，每天走 1 万步。这样做既可恢复精神又不会增加饭量。

王一方：我知道，您是中国有氧运动的倡导者，对此也有说不完的话，有氧运动真的有那么神奇吗？

胡大一：任何事情都可能是神奇的，就看你如何去面对，依照我的体会，有氧运动能够塑造快乐人生，创造健康人生，是健活的核心。

“有氧代谢运动”是指机体主要以有氧代谢方式提供能量的运动。即运动中需要增加氧的供给，而机体又可满足这一需求，因而实现了氧气的供与需的平衡。这类运动方式包括跑步、步行、骑自行车、游泳、扭秧歌、跳健身舞、滑雪等耐力性运动，它不仅有利于躯体的健康，也有益于心理健康，因而是科学地通向全面身心健康之路。美国人类健康统计中心公布的数字表明，1968 年仅 24％的美国成年人参加跑步运动，1984 年增加到 59％。同期美国心肌梗死死亡率下降 37％，脑卒中死亡率下降 50％，高血压死亡率下降 60％；人均寿命由 70 岁增至 75 岁。这一成就是美国历史上前所未有的。

有氧代谢运动的核心概念是平衡。平衡是健康之本。这包括机体动与静的平衡、心理上紧张与松弛的平衡，以及新陈代谢的平衡。大家都知道，健康的人看上去既热情又有健康的感觉，而健康状况不佳者则相反。健康的人因具有旺盛的精力而充满活力，对工作充满兴趣，不但能够抛却生活中的烦恼，而且在行动和性格上也趋于外向。与很少参加运动者相比，其患病次数明显减少。

有氧代谢具有内啡肽效应，能提高人们对于环境和生活压力的耐受性。一般来说，女性妊娠时内啡肽水平趋于升高，分娩时更高。这种现象可以解释为什么妊娠中孕妇能够忍受住多种痛苦与不适，以及在分娩时对疼痛有极强的耐受能力。我的一位患者在过去 5～7 年中，经历了心肌梗死、离婚、抑郁和儿子因患精神病入院治疗等坎坷。由于他参加了运动锻炼，他至今仍然健康地生活着。另有一位具有典型内向型性格的女性，总是躲避参加社交及聚会等活动，从不愿意让人看到她穿短裤参加跑步。自从参加了有氧代谢运动以后，她的态度发生了改变，开始定期参加跑步，经平板运动紧张度测试成绩满意，性格也得到了完全改变，变成了一位典型的外向型女性。

王一方：真的神奇，城市白领一族关心的问题是它能缓解职场紧张、改变负性情绪吗？

胡大一：有氧代谢可以帮助人们整理心情，调节负性情绪。无论你属于竞争型的 A 型性格，还是防守型的 B 型性格或内向型的 C 型性格，或介于它们之间，紧张几乎每天都在伴随着你。每个人都经历过紧张，每个人都有自己的消除紧张的方法。当你处于紧张状态的时候，也许会寻找到放松自己的机会。譬如睡觉、休息、看电视、逛商店、听音乐、去 OK 厅、喝酒、发脾气、找朋友等，形式多种多样，也不乏奏效之功。但是，上述方法几乎都是通过环境的改变和注意力的转移，暂时地帮助你解除了紧张和烦恼，使身心暂时得到了放松和休息。那么，怎样才能从根本上，而不是形式上使机体对紧张产生生理保护性的反应呢？

从生理健康意义上讲，有氧代谢运动是最理想的调节紧张、完善性格的方式。因为它不仅仅对你的呼吸系统、血液循环系统、骨骼肌肉、消化系统、内分泌系统以及神经调节系统有好处，同时也锻炼了你的意志和耐力。美国曾就有氧代谢运动调节紧张的作用做了大量的妇女调查与研究。结果表明，一般不常运动妇女的静态心率为 75～80 次/分，经过一段时间的小量有氧代谢运动后，她的静态心率明显地下降至 60～65 次/分。好处是这种受过锻炼的心脏效率大大地提高了，心脏每次搏动收缩泵出的血液增多了，血流速度减慢了，使导致紧张的肾上腺素分泌减少了。这样，即使你处于紧张中，心率的减慢所带来的一系列反应也能使你沉着冷静，能很好地控制自己的情绪。

总之，持之以恒的有氧代谢运动可以从根本上达到控制紧张的目的，潜移默化地改变着人的性格，使具有 A 型或 B 型性格的人向 C 型性格发展，而那些 C 型性格的人，在有氧代谢运动中更加趋于成熟与完善。

王一方：（看表）我们的对话时间不短了，就聊到这里吧。

·域外传真·

哈佛见闻：教堂钟声里的伦理学

胡林英

2010年初秋，我有幸再次来到哈佛大学，开始为期一年的访学。辞别5年，故地重履，校园里依旧是红墙绿树、碧草茵茵。肃穆的Widener图书馆就像一位年长的智者，静静地伫立在校园一角。查尔斯河水泛着太阳洒下的金色的光珠，绕过校园，缓缓流淌。哈佛礼拜堂的钟声依然悠扬，与绕梁之声相伴，学术愈发沉重，思绪愈发飞扬，逝者如斯，有些光怪陆离的东西随风飘荡，那些朴实敦厚的内涵却最终留下，未曾改变。置身其中，我心如止水，思若沸汤。转眼间一年飞逝，再亲近故土，我的行囊里不仅多了几本砖头一般的厚书，还有那教堂钟声里的伦理学。

一

平静的校园里面永远激荡着思想的交锋和智慧的对话。在这里，我参加了2011年哈佛医学院全球健康与社会医学系医学伦理学教研室主办的5期研讨会。研讨会的主题广泛，从反思基本卫生政策的"烂苹果还是烂制度?"到临终关怀医学实践的"抗拒衰老及其伦理学意蕴"和"顺其自然：面对死亡"；他们甚至请来了普利策奖得主、著名的专栏作家Ellen Goodman女士，探讨阿尔茨海默病病人和家属所面临的种种挑战。

令我印象尤深的是那场题为"《波士顿医疗》中的伦理学（Ethics and *Boston Med*）"研讨会。纪录片《波士顿医疗》的播出算是2010年波士顿医疗界的大事。ABC电视台耗时4个月，深入到波士顿三所全美顶级医院——麻省总医院（Massachusetts General Hospital）、布里根妇女医院（Brigham and Women's Hospital）和波士顿儿童医院（Boston Children's Hospital）。他们跟踪病例，从入院、检查、诊断到治疗，拍摄医生和护士的一举一动，访谈病患和家属，向社会公众展示波士顿医疗的真实情形。该纪录片包括8个短片，于2010年6月24日首播，引发了强烈的社会反响。

2011年3月10日，哈佛大学医学院医学伦理学教研室召集了该纪录片的制片人、麻省总医院的首席医疗官、布里根妇女医院的护士长以及波士顿儿童医院的首席执行官（CEO）和心脏科大夫，重新咀嚼、反思纪录片所体现出来的社会和伦理问题，如医学专业通过媒体与社会公众沟通和对话的重要性何在？这种方式是否足够有效？媒体在进行医学报道的时候，如何在娱乐和教育之间达到平衡？病例中医生的知情同意是否充分？病人或家属真得理解医生的话吗？波士顿的许多医生都过来旁听，我甚至在会场上见到了我儿子的医生。这次研讨令我深受震动，不仅是因为波士顿医生们展示出的精湛的专业技能和仁慈的爱心，更有医生对媒体表现出来的坦诚和尊重。波士顿儿童医院的CEO说："我们欢迎ABC来到我们医院，这给了我们一次机会，向国人

胡林英，北京大学医学人文研究院。

展示我们是如何提供医疗服务的，也使人们了解儿科高度的专业化。”美国媒体可谓难缠，一旦被他们抓住蛛丝马迹，就会被抖个底儿朝天。美国医学伦理学发展历程中的丑闻，从Tuskegee梅毒研究到HPV疫苗的推广，都少不了媒体的无情曝光、兴师问罪和推波助澜。这三家医院竟然将别人唯恐避之而不及的媒体请进家门，将医生和护士的举手投足置于镜头之下，任由记者跟病人及家属打成一片，用他们自己的话说，“It is not cockiness，but confidence.”（“这不是自大，而是自信”）。

在现场互动环节中，我试图用中国的逻辑提问：“媒体负面的医学报道是否会导致美国公众对医学的不信任？是否会使医疗和临床试验变得更为困难？”麻省总医院的营销总监（CMO）回应说：“20世纪70年代，Tuskegee事件曝光，曾使公众，尤其是非裔美国人对医疗科研的信任度降到了最低。但是从根本上说，是医学本身存在的问题导致公众信任丧失，而不是媒体的负面报道。相反，媒体的报道可以使医学界和社会清楚地认识到它的问题所在和严重性，并学会如何去纠正它。30多年以后，医学重新赢回了非裔美国人的信任。近几年，非裔美国人参加临床试验的比率已经升至38.5%，而Tuskegee事件后的几年，该比率一直低于10%。”在波士顿期间，我从报纸、电视以及网络上读到过许多负面的医疗报道，比如医生吸毒、手术部位错误、向病人隐瞒医疗失误，甚至儿童医院的一位医生被控性侵患儿，等等，但是这些报道似乎并没有导致医生对媒体的抱怨和抵触；相反，医学通过不断的自我矫正，重新赢得了公众的信任。相比而言，我在国内对医生进行访谈的时候，谈及医患信任问题，最经常听到的全是医生对媒体的抱怨和抵触，激愤之情几乎剑拔弩张，他们将患者的不信任归咎于媒体的负面报道，而鲜有医生能够自省其身，检讨自己的技术和道德，继而重建伦理生活。而《波士顿医疗》研讨会清楚地告诉人们，自治、自律和自省的能力对于医学专业人士而言至关重要，否则，医生很难持续保持较高的专业水准和职业道德，也很难获得社会和公众的信任。

二

一直以来，从事伦理学研究的我有一个如坐针毡的困惑，那就是伦理学在健康领域到底发挥了什么作用？它是如何发挥作用的？传统的医学伦理学试图通过呈现道德知识提高医生个体德性。但是，一方面，道德知识的多寡和德性高低并不直接相关，言行不一、知行分离、道德伪善是当下社会的一种顽疾，对伦理知识侃侃而谈的人并不必然拥有比常人更高的德性，可能实际上恰恰相反；另一方面，以往我们的医学伦理学无力应对繁纷复杂的现实问题，多少显得苍白无力，自说自话。2011年4月，参与哈佛医学院全球健康和社会医学系的伦理学与健康研究中心主办的第六届年会的经历，在一定程度上使我的这些困惑得到缓和，甚至彻底释然。年会的主题是：“健康促进的新策略：远离道德陷阱”（New Strategies for Health Promotion：Steering Clear of Ethical Pitfalls），与会专家旨在网罗各种健康促进计划中存在的伦理学问题，并对这些计划进行全面的伦理学论证。

2010年奥巴马政府颁布实施了《病人保护及平价医疗法案》，期望通过鼓励改变个人不良行为，促进自身健康，同时全面降低医疗费用。与此相应，马萨诸塞州政府健康计划宣布，下年度能够将体质指数（body mass index，BMI）保持在25以下水平的个人，将在年底被返还年度保险费的25%。同时，超过一半的大型雇佣机构开始采用各种激励计划，以促进员工健康。例如，鼓励通过锻炼、戒烟和健康饮食等途经实现控制血压，降低患上心脏病的风险。伦理学在其中能有何作为呢？

首先，如果雇主采用的健康激励计划更多地强调强制性的结果，而不是自愿参加的过程，那么，这是否侵害了个体员工的自主性？某些激励计划是否暗含着对基因、社会地位和经济状况的歧视？

其次，这些流行的健康激励计划果真是有效的吗？如果不是这样，这种资源的配置还是公正的吗？20.6%的美国人抽烟，其中75%的人想戒掉；每年45%的烟民戒烟尝试期至少为一天。美国新的戒严药物、反对抽烟的政策，以及行为矫正计划等获得了充裕的资源，层出不穷。但是，只有2%～3%的烟民能够戒烟长达一年及以上。诸如此类的健康促进项目是符合成本－收益原则的吗？是否反而导致健康成本转移至其他领域？

最后，多数健康促进计划给那些有不良行为习惯的人提供奖励促使他们改变，而那些一贯保持健康行为习惯的人却无法从中受益，这一点能得到伦理辩护吗？此外，在健康促进计划中，过分的外在激励反而会替代内在的动力，最终导致大量的投入事倍功半。在一项戒烟研究中，研究者从85个通用电器工厂中抽样878名抽烟者，将他们分为两组，一组为普通组，仅对他们告知戒烟研究计划的信息；另一组为实验组，不仅告知戒烟的相关信息，同时对戒烟行为加以经济激励：完成该计划，可以得到100美元；实现短期戒烟，250美元；实现6个月戒烟，400美元。研究结果表明，在经济激励结束6个月以后，普通组复吸率为27%，而实验组的复吸率竟然高达36%[1]。这些研究表明，虽然近年来健康促进计划得到长足发展，但是其效率和公正性仍需重新估量。

伦理学与健康原来如此切近！伦理学可以为健康政策的制定、监管以及评估进行论证，提供指导，从而使健康政策能够尽可能地避免低效和不公正。在我国，健康促进这个概念并不陌生，卫生部于2005年就颁布了《全国健康教育于健康促进工作规划纲要（2005—2010）》。但时至今日，我们发现它并没有制定具体的健康促进计划，其评价指标体系和监测评价方案也难觅其踪，而这恰恰可以成为伦理学反思的起点。

三

在波士顿，笔者很幸运地结识了布里根妇女医院妇产科主任Babara女士，并被允许跟随她到病房查房、和护士座谈以及和患者聊天。布里根妇女医院是哈佛医学院的附属教学医院，她不仅拥有全美最权威的妇产科、精神科、肾病科以及心血管科专家，更因为病人提供最高质量的、个性化的医疗服务而被屡次评为全美第一。在她的病人手册上这样写道：我们处理过世界上最复杂、最棘手的病例，同样也在治疗最普通最平常的疾病。我们会为您提供专业的帮助，为您做任何我们能够做的事情，使您生活得更好，而不仅仅是治疗身体上的疾病。事实上她们的确在这样做。在我见习期间，遇到过病况各不相同的患者。无论是哈佛大学的教授，还是西班牙裔的家庭妇女，无论是为医院一掷千金捐赠多达百万的家族成员，还是贫困得无力购买医疗保险的非法移民，医生对待他们的医疗姿态没有些许的不同。曾有一位西班牙裔的产妇，单亲，孩子早产2个月，并伴有轻度的药物依赖症，出生后随即被送到新生儿重症监护病房（NICU）。这位新妈妈情绪非常低落，窝在NICU不肯离开，常常是向隅而泣、以泪洗面。医生和护士每每路过，都向其投以同情的目光，闲下来的医生和护士还坐在她的床边，温和地和她交谈。在她住院的4天时间里，护士帮她申请到低收入家庭的医疗保险和婴儿支持计划，为她联系到治疗药物滥用的专科医生和咨询师，甚至请来母乳喂养专家来指导她更好地给孩子哺乳。她和孩子很快就出院了。她十分感谢医生的帮助，她对Babara教授说：她的生活改变了，变得比以前更阳光了。

不仅在布里根妇女医院，还有我经常带儿子去看病的波士顿儿童医院、新英格兰儿科中心和哈佛大学健康中心，我经常为医生和患者之间那种真诚的善意、友好和信任而感慨不已。在这里，我从来没有见到或听到医学人文这个字眼，也没有一个医院号称要建设“人文医院”。可是，我能感受到医学人文的精灵无处不在，它就在科室门口张贴着病人权利的海报上，在医生和护士热情关切的询问和倾听中，在医生坐在病床边和病人安静的长谈里，甚至在医生和护士给我那害怕检查扁桃体的儿子变出的一个个棒棒糖和小贴纸上……

在这里，医学人文不是说教，而是一种生活；不是口号，而是拂过心头的钟声。

新的学期即将开始，新的教学任务已经下达，学生们的欢笑即将在教室里荡漾，我的教案里密密麻麻地写满了各种文字，还有那无法书写的哈佛校园飘来的虔诚钟声。

参考文献

[1]Volpp KG，Troxel A，Pauly M，et al. New England Journal of Medicine，2009，360：699－709

哈佛访学见与识

苏 静

岁月荏苒，十个月的哈佛校园生活一晃就过去了，出发的日子与归来的日子仿佛贴在一起。但内心的波澜早已漫出了胸膛。想跟师友分享的东西太多、太浓，说几件最平凡的琐事吧。

一、初来乍到

我在哈佛大学的访学经历是从领取学生ID卡开始的，此后十个月的校园生活与这张小小的卡片密切相关。它类似于国内高校的一卡通，但功能却更加强大。一卡在握，就意味着我有了“harvard. edu”为后缀的邮箱，可以自如、免费进出哈佛近百个图书馆，享受各项图书馆服务，进出近十个博物馆（每次可以免费携一个同伴）；可以在学校的各个角落打印、复印、扫描（打印、复印和国内价格相比偏贵，所幸扫描免费）；可以在线查阅课程的各种信息和通知、选课、下载课件、下载讲义，甚至完成网上考试；可以乘坐哈佛近10个路线的班车；可以在COOP享受折上折的学生优惠；可以免费享用哈佛体育馆的各项设施和课程（如游泳池、瑜伽课）；可以在哈佛各个角落享受“飞速”的无线网络；可以免费下载哈佛购买的软件（如Endnote）。当然，它还是我的饭卡。

周一到周六，从哈佛医学院到位于剑桥的主校区之间有往返的班车M2，一般10～20分钟一班，我租住的临时之家正好位于二者中点的位置，我家附近刚好有一站，我比较喜欢去剑桥校区，因为沿路的风景亮丽，班车先跨越幽雅的查尔斯河（Charles river），途经同样著名的麻省理工学院（Massachusetts Institute of Technology，MIT），沿麻省大道（Massachusetts Avenue）穿过MIT校区就到了哈佛，如果幸运不逢堵车，恰好是7分钟的路程。

二、选课与上课

哈佛的选课从开学前开始，一直延续到开学后2周，学生除网上了解课程信息外（网上会提供教学大纲，介绍课程的所有细节，包括要读的书，推荐的必买书，必读和选读的书，测评方式和要求，课程的安排和计划，每节课要讲的内容，学生要读的内容），还可以走进课堂体验一把，而且听课的时长取决于你是否对其感兴趣，哪怕坐下后听几分钟便走也不存在对讲课者不礼貌的问题。

由于多数面向高年级本科生和研究生开设的课程都是讨论课（seminar），因此，每门课对我来说都有很大的阅读压力，为了运筹好时间，平衡上课和自己读书查资料以及听讲座的关系，我不敢撑大胆子去选课，一个学期只选2～3门，主要聚焦于医学人类学、医学史的主题。

每门课的老师都会开列一个很长的书单，但其中只有少数几本是需要购买的，对于囊中羞涩

苏静，北京大学医学部公共教学部医学史在读博士。

的中国学生来说通常会去图书馆借阅，或者在线阅读。体恤学生的老师可能提供必读书的电子版，如果有足够耐心的话，也可以“合法”地分页下载。我就曾用一个下午的宝贵时间下载了一本阿兰（Allan Brandt）的《烟草年代》（*The Cigarette Century*），以及几本早期人痘接种的“古书”。

阿兰（Allan Brandt）教授的秋季课程“医学史的当代话题”（*Current Issues in the History of Medicine：Seminar*）是我选修的医学史课程之一，他曾是科学史系主任，如今是哈佛大学文理学院院长，与卢森博格（Charles Rosenberg）教授开设的“美国的疾病与社会”（*Disease and Society in America*）、凯博文（Arthur Kleinman）教授开设的“新民族学：基于社会体验的人类学经验”（*New Ethnographies in the Anthropology of Social Experience*）这两门名课相比，这门课的书单算是十分精当，不过也有足足11本之多，分别是 *Unnatural History：Breast Cancer and American Society*（Robert A Aronowitz），*The Loss of Sadness：How Psychiatry Transformed Normal Sorrow into Depressive Disorder*（Alan V. Horwitz and Jerome Wakefield），*When Experiments Travel：Clinical Trials and the Global Search for Human Subjects*（Adriana Petryna），*The Ghost Map：The Story of London's Most Terrifying Epidemic and How it Changed Science，Cities，and the Modern World*（Steven Johnson），*The Cigarette Century：The Rise，Fall，and Deadly Persistence of the Product That Defined America*（*Allan Brandt*），这些书涉猎当今医学史界热门的问题、角度和方法学。阿兰教授是一位颇具语言魅力和人格风采的老师，口才极佳，而且为人十分谦和，因此，他的讨论课总能吸引很多临时旁听的学生。

凯博文教授是我哈佛访学期间的指导教师，他的头衔很多，而且都很显赫，他不仅是哈佛大学医学人类学系及亚洲研究中心（Harvard Asia Center）主任，还是美国国家科学院院士、美国国家文理学院院士，并担任世界卫生组织顾问，是精神卫生项目咨询委员会主任。虽然他已年逾古稀，依然精力充沛，令我十分叹服。他从一名精神科医生转身投于人类学界，在医学人类学方面成绩斐然，并且桃李满天下，国内当下知名的医学人类学家多出自他的门下；他还参加过了多个中国研究项目，涉及抑郁症、歧视、自杀、城乡移民对健康影响、艾滋病等领域。凯博文教授受中国传统文化的熏染，有着很强的家庭观念，繁忙之余他倾力照顾患病多年的妻子，这份体验使他对“施爱”（caregiving）有了更深沉的领悟。他和鲍尔（Paul Farmer）教授等共同开设的“健康、文化、社区：全球健康案例”（*Health，Culture，Community：Case Studies in Global Health*）课程中，就曾介绍了“施爱”的理论。这门课是为本科生、研究生和远程教育同时开设的大课（分别会采取不同的评估方式），全程录像、录音，并且每节课后会将视频发到网上。这是我在美国上的唯一在阶梯教室上的大课，也让我有机会仔细观察了美国学生的校园行状。首先，学生会很准时，由于是10～12点的课程，学期初，99%的学生大概会在9点58的时候开始进入课堂，10点钟时上座完毕，顷刻间会安静下来。一到12点，大多数学生会无视老师有没有讲完，拎起书包走人。不过，课堂热情也会递减，到学期末，“上座率”逐渐下降，学生越来越晚（10点10分时基本到齐），但照样是到点走人。老师对此十分宽容。其次，秩序井然，课堂上压根听不到学生交头接耳说话，更没有手机铃声、震动、接听电话的声音，此起彼伏的是敲击键盘记笔记的声音。与国内课堂风景不同的是在老师讲课过程中，随时可能会被学生的提问打断，但学生都会先举手示意，得到允许后才提问。

古德夫妇（Byron J. Good 和 Mary-Jo DelVecchio Good）一起开设的医学人类学讨论课（Medical Anthropology Seminar）是我选的另一门医学人类学的课程。对我而言，这是每周听故事的时候。课上，每周会邀请一位老师或者学生报告自己的研究，讨论的角度、关注的问题和国家各有不同。在我访学的两个学期里，涉及中国的主题讲座最多，共有三次，分别讨论了中国的公共卫生、文学和医学，以及精神卫生服务。此外，各有一次关注阿富汗、土耳其、印度尼西亚、泰国、尼泊尔以及南美国家，话题囊括了战争、纷争、宗教、性别、痛苦等主题。古德教授最为中国学者所熟知的论著当属出版于1994年的《医学、理性与经验》（中译本由北京大学出版社出版）一书，该书奠定了他在国际医学人类学领域里的翘楚地位。

医学人类学讨论课的特点非常鲜明，主要体现在作报告的形式和内容上。报告人往往会准备厚厚的一叠讲稿，然后就开始按照讲稿念。所谓念，就是逐字逐句地念。因为人类学田野调查会有很多访谈者与被访谈者的对话，所以在报告的过程中，经常会听到这样的字眼，比如："他皱了下眉头，说，冒号，双引号，云云"。正常情况下没有PPT投影，即使个别情况下有做PPT投影的，也大多在5页之内，展示一下非常重要的图片或者报告人的某个理论模型。由于这之前我没有参与过人类学主题的研讨会，不晓得这是否是哈佛人类学教学的特色。

期末考试前，我还见证了一次大名鼎鼎的哈佛学生集体裸奔。此系学生们为了消除考试压力，进行裸奔的"原始尖叫"活动。据说，自1960年起，就会在期末考试前夜举办集体打开宿舍窗户高声尖叫10分钟的活动，从1990年开始每年进行2次考前裸奔活动，校方对此既不支持也不反对。

三、哈佛式讲座

在哈佛，从早到晚几乎随时随地都有学术讲座或会议在举行，其特点是紧扣时事。通过各种形式的讲座，不仅可以了解最新的学术发展，包括关注的问题、视角和方法，可以亲历世界著名学者的风采和学识，甚至可以见到一些在北大鲜有机会见到的国内名流。此外，它还是一个将自己推广出去的平台，讲座后的饭局（多是简单的冷餐会）是与同行交流的好机会。为了吸引更多的人来听讲座，哈佛的讲座都会提供一些免费的食物。在哈佛的校历上，除了会列出每一天所有的相对大型的讲座，会附有一个"免费食物"（free food）的标签，供听者筛选。当然，林子大了，什么鸟儿都有，讲座和会议多了，水准难免良莠不齐，有些提问者不是针对讲题，而旨在推销自我的观点，提的问题也五花八门，难以聚焦。而大多数情况下，讲座的时间相对较短，把很多时间留给问答环节，有时参考者会感慨信息量不大，内容过于表浅。

在哈佛，学者如同手艺人，各有绝活。因此，哈佛的工作坊（workshop）非常多。我曾经参加了一个社会网络分析（Social Network Analysis，SNA）的工作坊，每周一次，下午3点半开始，结束时间则取决于内容讨论的情况。它的特别之处在于它是由一个对SNA感兴趣的韩国学生组织的，吸引来的也是对SNA感兴趣、来自不同专业、不同国家的学生和学者。换言之，大家都不是SNA专家，牵头的同学会将她掌握的材料、软件、数据与大家分享，并向新入门的同学讲一些基础理论和操作。每次讨论都会有一个主题，大家就自己在自己的学科应用或学习SNA时碰到的问题、疑问或者心得进行交流。根据我的体会，这是一个非常有效的互助式自学方式。我还分别参加过一个为期两天的有关地理资讯系统（Geographic Information system，GIS）的工作坊，其专业跨度更大，级别当然也高许多。这些新的分析方法对于当下的科研，尤其是跨学科研究来说，其重要性正在逐渐显现，而这种工作坊形式无疑是提供了一个不同学科间碰撞和交流的好平台。此外，介绍方法和软件的工作坊非常多，比如PubMed、Endnote等。

四、驻守图书馆

哈佛的图书馆资源闻名遐迩，藏书之多、规模之大、服务之丰富、条件之舒适，我早有耳闻，但真正见识到的时候，还是惊讶了一番。在访学的十个月里，我最常光顾的图书馆是 Lamont，其次是位于科学中心（science center）的 Cabot 科学图书馆、哈佛燕京图书馆、费正清研究中心的 Fung 图书馆以及 Widner 图书馆。我在哈佛待了一年，也没有把所有的图书馆光顾一遍，因为图书馆太多，校园太大；但馆际资源互通给学人借书提供了最大的便利，你可以用预约的方式把书“叫”到一个比较方便抵达的图书馆去取，还书就更是随便放到哪个馆都可以，甚至交给门房保安都没有问题。

在这里，借书的数量是没有上限的。我刚到的时候，曾经很低声地问管理员，作为访问学者最多可以借多少本书？考虑到了哈佛的慷慨，我准备好了一个很高的预期，结果管理员迷惑地看看我，然后很牛气地对我说，“你想借多少就可借多少”（“As many as you can”）。

另一个惬意之处，是在很多图书馆都可以预约到一个专属书桌，可以把所要连续阅读的书放在书桌上，当你离开的时候，书也会继续保留在桌子上。在提出申请的时候，需要填写专业背景等个人信息。我起初以为人家只是为了登记所用，结果发现图书馆会把你的书桌安排在所属专业的藏书区，服务的人性化让人感动。若在 Widner 图书馆里申请到“书桌”，那么就意味着你拥有了有线网、无线网、一个专属书桌、一个独立书架、一个带锁的书柜。尽管条件非常优越，但我还是没有在那边安家，因为实在是人烟稀少，太寂静了，而且书库如迷宫一般。我曾经跟朋友开玩笑，若不幸我在 Widner 被杀了，估计得过若干天才会被发现。这里的灯全是感应式的，没有人走过时常常是漆黑一片。置身其中，一方面闷得慌，一方面感到太无拘、太自由，这样的环境有时就意味着没有学习氛围。这也是为什么我最常去 Lamont 上自习的原因。Lamont 的设计理念是针对本科生的，有很多自习的地方，有沙发、台灯之类的，温馨得像家里的书房。学生在这里也很随意，脱了鞋盖张毯子睡觉的也不乏其人，这里人相对较多，而且有一区放着公用的电脑，清一色的 29 寸 iMac 和 IBM。我在发现这一区之后，就脱离了背着电脑和书本去学校的苦日子，只需带个移动硬盘便可。

医学院 Countway 图书馆也是我常去的地方，不过沿路风景不算好，成为我挑拣的理由。但 Countway 医学图书馆对于医学史研究生来说却是一个淘宝的好地方。哈佛医学史中心（曾经著名的善本保存书库）就位于这里，定期会有医学史的讲座或者展览；此外，还有以特色藏品著名的 Warren 解剖博物馆位于图书馆的 5 楼，以及闻名遐迩的新英格兰医学杂志的编辑部位于 6 楼（医学类杂志排名第二，最新数据显示其影响因子为 51.296）。Warren 解剖博物馆是美国首屈一指的医学博物馆之一，它的展品最先来自沃伦先生（John Collins Warren，1778—1856）捐助的个人教学和研究藏品。沃伦先生是哈佛医学院的解剖学和外科学教授，还是一名出色的外科医生，1846 年他在麻省总医院完成了第一例公众见证的乙醚麻醉后的外科手术。在图书馆的一楼悬挂着一幅由画家欣克利（Robert C. Hinckley）创作的描绘当时手术场景的画作。在 19 世纪和 20 世纪初，博物馆中所收集的正常和病理标本是一代代哈佛学子重要的教学资源，这也正应了创建者沃伦先生的初衷。博物馆目前收藏了大约 15 000 件藏品，其中包括解剖和病理标本、各种蜡制模型、纸模、风干的解剖模型、照片、印刷品、绘画和画像以及医疗器械和工具等。像著名的菲尼斯·盖奇（Phineas Gage）颅骨以及穿过颅骨的铁棒就是博物馆珍贵的特藏品之一。

哈佛所有图书馆都有一个特别之处，出口处即便有安全门，但还是有着便装的“保安人员”

查看你的背包。如果包里有书，你就需要掏出来让他/她翻看检查一下。在图书馆里，到处可以看到兼职的本科生在服务。在这里你体会到的是高素质的亲切感受，不会有国内某些图书馆里管理员肆意聊天的嘈杂。

图书馆的馆际互借着实让我这没见过太多大世面的人震惊不已。当时我要借一本书，恰好哈佛馆藏没有这本书，经搜索只有美国国立卫生院和芝加哥大学图书馆里有。我本想找在这两处的朋友帮忙扫描，但熟手说你可以申请馆际互借，估计要花一笔钱。可我预约到这项服务时发现，哈佛图书馆可以帮你借到世界上任何一个图书馆的书，而且都是免费的。回想起在国家图书馆申请馆际互借一本书首先要交一笔手续费，心里真是五味杂陈。比起学者的创新心境来，那点运营费用的回收效应实在不值什么。

哈佛不愧为学人的福地，短短的十个月，我只是小乔出阁，初识欣愉，期盼日后我能有机会重回哈佛，面对那昔日的斜阳发呆。

（笔者作为国家留学基金委“建设高水平大学联合培养博士生项目”资助的公派留学生，2010年9月-2011年7月访学哈佛）

·学位论文摘要·

“文学与医学”在美国医学教育中的历史研究

郭莉萍

20世纪60-70十年代的美国是一个令人热血沸腾的地方，各种权利运动似乎为社会的各种矛盾找到了各自的放气阀，“人”重新做回了社会的主角。在这种背景下，曾经被当做机器的人体和用于维修更换人体“零件”的医学技术及其背后还原论的哲学思想受到了强烈的质疑，以尊重医学实践中人类价值和人的选择为内容的医学人文运动吸引了以前被认为属于“另一种文化”的人文社会学科，后者从各自不同的视角审视医学这一同样以人为研究对象的学科。“文学与医学”正是在这种背景下进入了医学人文的阵营，并在医学教育和医学实践中发挥着自己的作用。

本文试图厘清“文学与医学”的发生、发展和转向，并从中挖掘可供我国医学教育借鉴的内容。为实现这一目标，本文运用了定性与定量相结合的研究方法，仔细研读了《文学与医学》杂志创刊30年来的每一期，以便从文本出发，在学科内部找到其发展的原因和不同时期研究内容的变化；针对“文学与医学”关注医学实践和医学教育的特点，作者检索了《新英格兰医学杂志》(New England Journal of Medicine)、《美国医学会杂志》(The Journal of the American Medical Association，JAMA)、《柳叶刀》(The Lancet)、《内科学年报》(Annals of Internal Medicine) 四种国际权威医学期刊的数据库，试图从关于“文学与医学”文章在这些期刊出现的篇数、栏目来发掘医学界对该领域的关注程度，了解该领域的发展趋势；为了进一步获取足够的关于“文学与医学”产生和发展方向的深度知识、弥补文献中没有涉及的历史细节，回溯“文学与医学”发展到叙事医学的个人感受，以便更好地理解叙事医学今天强劲的发展势头，作者还采用了半结构式深度个体访谈的方法，访谈了五位在本领域的发展中具有重要意义的人物。

本文的研究认为，“文学与医学”的发展可以分为四个阶段：1972－1981年是第一阶段，这是一个新学科的诞生阶段，以教席的设立和专业学会的成立为标志；文学和医学的对话开启了研究对象、研究方法和服务对象的探讨。在1982－1991年的第二阶段，专业化是“文学与医学”从业者追求的目标，《文学与医学》杂志的创立让这个目标更近了，在医学教育中文学的作用得到了一定的认同；“文学与医学”学科仍在探索属于自己的研究方法和研究内容，但发现实际上仍在使用传统的文学批判的方法。1992－2000年是“文学与医学”的繁荣发展阶段，主流的医学期刊开始认真地关注“文学与医学”在医学教育和实践中的作用，越来越多的医生加入了文学教师的行列，而“文学与医学”对自己的地位也更加自信，此时不再宣称为一个“学科”，改而称为一个“研究领域”。繁荣也孕育着新的发展，在后现代思潮和叙事理论的影响下，学者们开始关注作为叙事文本的病历、病人叙事、医生叙事、叙事伦理对医学实践的反拨作用，探索如何更好地运用“文学与医学”的理论教育医学生，如何真正把“文学与医学”运用到医学实践当中。

郭莉萍，北京大学医学部公共教学部科学技术史专业博士研究生。

导师：张大庆教授。

2001年是"文学与医学"转向叙事医学的一年，也是第四阶段的开始。20世纪80年代兴起的人文社会科学研究范式的叙事转向、"文学与医学"本身的研究转向、以病人为中心的医学的兴起、对循证医学的质疑共同推动了这一转向。叙事和叙事医学实现了"文学与医学"长久以来的目标，更好地关注了医学实践中病人作为人的多方面因素对其疾病和治疗的影响，是生物—心理—社会医学模式的具体体现，叙事医学作为后现代社会里病人权力的一种表达方式，在未来一段时间里仍然有生命力，也为我国的医学人文教育提供了一些可供借鉴的方法，"文学与医学"课程和叙事医学课程应在医学教育的不同阶段进入医学生的课程设置。

【关键词】　文学与医学；叙事医学；医学人文；医学教育；叙事

医学信息学概念的社会史研究

李　维

医学信息学（Medical Informatics）是当今非常热门的一个词汇，它不仅仅是医学与信息科学产生的交叉学科，而且代表着未来医学发展趋势。很多学者认为它是医学领域的一次革命。医学信息学名词的出现、概念泛化以及学科扩展使其具有巨大影响力和魅力。生物信息学、卫生信息学、医学情报学以及医学生物信息学都曾用“医学信息学”这个术语来称呼自身。医院信息系统、临床实验室信息系统、病案系统、医学文献检索系统等几乎所有与医学相关的领域也常被冠以医学信息系统的名称。本文考察了医学信息学从概念的产生、学科的构建到被科学共同体的认同，进而出现广泛传播并导致概念的泛化和赋魅现象。尝试解答一些问题：医学信息学从术语出现到概念形成经历了怎样的历史过程？在学科建构过程中相关因素是怎样影响这个概念的演变与转义？不同国家在医学信息学的概念内涵及外延上是否一定一定的差异性？医学信息学在与生物信息学等一些交叉学科竞争过程中，其概念是如何得到学术共同体的认同，取得话语权，在竞争中占据优势地位，进而覆盖相关学科，达到学科扩展的目的？

本文首先对医学信息学概念的起源和发展做了概括，主要研究了在学科出现前，各种称谓如何从繁杂过渡到一致的过程；接下来概述了对医学信息学具有推动影响的计算机技术的发展史；再对相近学科从概念及学科内容上进行了区分；最后综合运用了文献计量学、文本分析、相对研究兴趣指数等方法，对医学信息学相关的文献进行了梳理和分析，揭示了研究主题内容的内在联系，从而说明医学信息学领域的多中心特性。在分析研究者协作网络的基础上，对医学信息学存在的赋魅现象剖析解构。进而得出结论：医学信息学的赋魅是在学科扩展、概念泛化的过程中，各种学术团体和相关利益集团的推动、建构的结果。在本文中还借助社会网络理论，分析了被誉为“美国医学信息学之父”的 MF Collen 的社会网络和相对研究兴趣曲线图，结合相关文献提到的 MF Collen 的工作经历，得出人为建构对医学信息学发展的重要影响。

本文依据以建构论为特征的科学知识社会学理论，从概念、学科认同、技术应用等不同角度反映了医学信息学活动的特点和规律。本文认为，医学信息学既是医学的一部分，也是信息学的一部分，它只是庞大医学体系中的一个具有学科群落特点的分支学科。

【关键词】　医学；信息；社会文化；历史

李维，北京大学医学部公共教学部在职硕士研究生。

指导教师：张大庆教授。

“523 任务”与青蒿素发现的历史（1967—1981）

黎润红

20 世纪 60 年代开始的抗药性恶性疟在全球热带地区迅速蔓延，造成越南战场双方大量减员，能否解决这个问题，成为交战双方谁能取胜的主要因素。“523 任务”是中国领导人应越南政府的请求，委托中华人民共和国科学技术委员会和中国人民解放军总后勤部于 1967 年 5 月 23 日至 5 月 30 日在北京召开的全国疟疾防治药物研究协作会议，要求有关科研单位在较短的时间内研究解决热带地区抗药性恶性疟疾的防治药物、抗药性疟疾的长效预防药以及驱蚊剂等。由于这是军工项目，为了保密起见，遂以开会日期为代号。

“523 任务”从 1967 年开始到 1981 年结束，获得了多项有效防治疟疾的成果，其中青蒿素是最主要也是最具代表性的成果。青蒿素及其后发明的衍生物，在治疗抗药性恶性疟所表现的高效、速效、低毒的特性，使其成为国际上用于治疗抗药性恶性疟的主要药物。青蒿素及其衍生物作为新中国成立以来唯一被世界认可的中国人自己研发的新型抗疟药，曾经被誉为中国医药界的“两弹一星”工程，它的研制成功是中国近代药物研发史上的一个典范，同时也成为世界抗疟史的一个新的里程碑。因此，国内、外医学史家对其发现历史都比较关注，并且已有过不少探讨，但可能由于一些条件所限，对其发现过程缺少深入调查。为了使这样一个重大史实尽可能完整地反映其原貌，使人们能够通过总结其发现历史，以为今后在研发新药上提供一定的借鉴。笔者认为只有将这一段历史置于当时的政治与社会文化背景中进行考察以及分析，才能更客观、公正地来评价当时科研活动的组织模式以及特点。本文采取了对曾经领导和参与青蒿素发现过程的有关人员进行访谈，以及通过大量原始文献的核实和分析等，试图通过“523 任务”的来源、科研管理和组织形式、多机构协作研究的特点等加以梳理，进而探讨在文化大革命这一特殊历史时期，我国科学家得以在仅仅十年左右的时间做出举世瞩目的发现的原因以及当时科研活动的特点；考察了这种大协作科研方式的普遍意义与存在的问题；并对这一时期科研成果的评价和奖励机制以及科研体制转变后所带来的影响进行分析。

本论文主要分八个部分。导言部分主要是介绍了该选题的研究现状、目的、意义和研究方法。第一章主要介绍了“523 任务”的来源、项目成立的国内与国际背景。通过人物访谈和当时的文件了解当时会议的筹备、会议的举办以及会后的任务安排等。第二章主要探讨了全国“523”领导小组的机构设置以及特定的历史时期组织机构所产生的一些变化。第三章主要通过“523 任务”最初规划中的作为代表来说明当时“523 任务”各个专题小组在特定的历史环境中的主要工作方式以及主要的成果。这三个小组包括：①疟疾防治新药的化学合成和筛选组；②中医中药、针灸防治疟疾的研究组；③驱蚊剂的研究组三个小组。第四章主要从青蒿抗疟作用的再发现、抗疟有效结晶的提取、结构的测定以及最初的临床验证几个方面对青蒿素的发现做了概括，对于没有争议的部分进行简单的叙述。第五章主要以青蒿素获得 1979 年的国家发明奖为例来分析当时

黎润红，北京大学医学部公共教学部科学技术史方向硕士研究生。

指导教师：张大庆、饶毅教授。

中国的科学奖励。第六章主要通过“523 任务”进展过程中的一些会议以及其他形式的交流来探讨特殊时期大协作的科研活动的特点及影响因素。第七章为结论部分，主要通过对全文的分析总结当时这种大协作科研模式的利弊以及引申出一些对现代新药开发研究的一些思考。

【关键词】 523 任务；疟疾防治；疟疾史；青蒿素；大协作

中国现代整形外科学建立的初步探索（1903—1985）

胡　俊

现代医学传入中国之初仅有内科学和外科学的简单区分。不到一百年的时间，中国的外科学已纵向分化出了众多的分支学科，如整形外科学、骨科学等。外科学的分化和分科发展是现代医学取得巨大进步的表现之一。但中国的整形外科技术从何而来，如何发展成一门独立的学科，这些问题目前尚未有明确的答案。本论文通过历史文献分析法、访谈法和统计分析法全面地考察了中国现代整形外科1903－1985年的发展历程，将这一过程分为萌芽期、本土化期、停滞期和基本成熟期，并分析了每一阶段的特点和影响因素。

本论文主要分六个部分。第一部分“导言”，介绍了选题的研究目的、意义和研究方法，并对一些重要词汇和研究时间进行了说明和界定。第二部分“国内外整形外科发展概况”，按照时间顺序介绍了中西方古代的整形外科技术。中西方的文献中均有不少关于整形外科技术的记载，但中国传统的整形外科技术在近代以后逐渐消亡。19世纪中叶，现代外科学的镇痛、抗感染和输血三大基本技术出现后，西方的整形外科技术发展迅速。以植皮术和皮瓣移植术为代表的整形外科技术真正发展成为一门专门学科归功于两次世界大战，巨大的人员伤亡客观上促进了现代整形外科学的形成。20世纪30－40年代整形外科学首先在美国建立起来了。

第三部分“中国整形外科的萌芽期（1903－1948）”，研究了1949年以前中国整形外科的发展情况。1903年中国的医学期刊中首次出现了植皮术的报道。已有专家考证出20世纪30年代初倪葆春在上海同仁医院建立了中国最早的整形外科临床科室。本论文补充了倪葆春的生平资料，认为倪葆春所建立的科室是整形外科发展史上的一个闪光点。倪葆春是中国整形外科的先驱，但对后世影响甚微。1948年美国医生韦伯斯特在上海开办了中国现代医学史上第一个整形外科学习班。笔者利用韦伯斯特图书馆馆藏档案资料，客观评价了韦伯斯特为中国整形外科事业做出的贡献。韦伯斯特引入了现代整形外科技术，撒下了中国整形外科发展的种子，直接或间接地培养了中国整形外科四位奠基人中的三位。

第四部分“中国整形外科的本土化（1949－1965）”，中国的整形外科与苏联和东欧国家有过短暂的交流，受到了苏联医学的影响。这一时期的外部促进因素先后有抗美援朝和大炼钢铁运动。抗美援朝期间，整形外科在修复口腔颌面的外伤中发挥了作用，得到了国家与社会的认可，推动了整形外科在中国的发展。大炼钢铁运动引发了大量的烧伤和烫伤事故，烧伤前期创面覆盖和烧伤后期瘢痕修复都需要整形外科的力量，社会需求推动了整形外科的发展，整形外科的治疗范围不断扩大，整形外科临床科室和专科医院相继成立，学术著作相继出版。

第五部分“中国整形外科发展的停滞期（1966－1975）”，研究了中国整形外科在文革期间的发展。文革对中国整形外科的影响是灾难性的，几位奠基人都受到了冲击。

第六部分“中国整形外科学的基本成熟期（1976－1985）”，随着科学春天的到来，中国现代

胡俊，北京大学公共教学部科学技术专业硕士研究生。
指导教师：甄橙教授、李东教授。

整形外科又重新走上快速发展的道路。在此期间中国整形外科界的国内外交流频繁、学术书籍出版繁荣、人才培养逐步走上正轨，学科自身的发展推动了整形外科的进步与体制化。以 1985 年中华整形外科学会的成立和《中华整形烧伤外科杂志》的创办为标志，中国整形外科学开始进入基本成熟期。中国整形外科学的体制化也体现了历史赋予的特点：留学生发挥主要作用、整形外科与烧伤外科相结合和禁锢美容外科的发展。

回顾中国现代整形外科学的创立过程，我们得以了解中国早期的整形外科技术习自美国，本土化时期主要体现为外部因素推动学科发展，政治运动曾经使学科发展停滞，基本成熟期主要体现为学科自身的发展推动了学科的体制化，改革开放后中国现代整形外科进入了快速发展的新时期。本论文的重点是梳理中国现代整形外科的创建过程，希望通过历史回溯能够为中国现代整形外科事业的发展提供经验，发挥出让历史服务于现实的作用。

【关键词】 外科学；整形外科学；历史分期；学科演进

高职生自我和谐状况与职业成熟度的相关研究

——以唐山高职院校为例

王晓一

目的

调查高职生自我和谐状况和职业成熟度水平，分析二者之间的关系。探讨高等职业教育对高职生自我和谐以及职业成熟度是否有积极的促进作用，以期能为培养自我和谐程度高、职业成熟度高的优秀技术人才提供新的思路。为对自我和谐状况不良和职业成熟度较低的学生采取有针对性的临床心理辅导和职业规划培训提供依据，从而促进高职生的自我和谐和职业成熟度水平。

方法

采用整群随机抽样的方式，运用自我和谐量表和中国大学生职业成熟度量表对598名高职院校大学生进行问卷调查，对回收数据进行独立样本 t 检验、方差分析、相关分析和多元回归分析。

结果

1. 高职生自我不和谐人数比例为38.6%；自我与经验的不和谐、自我刻板性得分高于大学生常模（$t=15.382$，$P<0.001$；$t=12.495$，$P<0.001$）；自我的灵活性得分低于大学生常模（$t=-11.422$，$P<0.001$）；

2. 男生自我和谐总分高于女生（$t=2.157$，$P<0.05$）；不同年级学生在自我与经验不和谐、自我刻板性和自我和谐总分上存在差异（$F=3.787$，$P<0.05$；$F=9.303$，$P<0.01$；$F=5.513$，$P<0.01$）；不同专业学生在自我与经验不和谐、自我刻板性和自我和谐总分上存在差异（$F=3.310$，$P<0.05$；$F=7.563$，$P<0.01$；$F=5.423$，$P<0.01$）；不同家庭月收入的高职生在自我刻板性上存在差异（$F=3.090$，$P<0.05$）；

3. 男生职业目标得分高于女生（$t=3.854$，$P<0.001$）；男生职业价值得分低于女生（$t=-2.712$，$P<0.01$）；不同年级学生在职业目标、职业价值、亲友依赖和职业参照上得分存在差异（$F=16.202$，$P<0.001$；$F=5.691$，$P<0.01$；$F=2.572$，$P<0.01$；$F=3.161$，$P<0.05$）；不同专业学生在职业目标、职业价值、亲友依赖上得分存在差异（$F=14.550$，$P<0.001$；$F=5.870$，$P<0.01$；$F=4.474$，$P<0.05$）；独生子女职业自主得分低于非独生子女（$t=-3.539$，$P<0.001$）；不同家庭收入学生职业自信得分存在差异（$F=3.194$，$P<0.05$）；

4. 高职生自我和谐得分与职业成熟度存在显著负相关（$r=-0.382$，$P<0.01$）；自我和谐三个自变量对职业成熟度进行多元回归的判定系数为0.147。

王晓一，北京大学医学部公共教学部医学心理学方向硕士研究生。

指导教师：徐震雷副教授。

结论

1. 高职生自我和谐水平较普通大学生低，自我不和谐学生比例较高。

2. 高职生自我和谐受年级、性别、专业等因素的影响。

3. 高职生职业成熟度水平较高；高职教育有利于职业成熟度的发展。

4. 高职生职业成熟度不受性别、年级、专业、是否独生子、是否担任学生干部、生源地、家庭经济收入、父母文化程度等因素的影响。

5. 高职生自我和谐程度越高则其职业成熟度水平越高；自我和谐对职业成熟度有一定的预测能力。

【关键词】 高职生；自我和谐；职业成熟度；调查研究

社会支持、自尊与高中生抑郁、焦虑情绪关系的研究

庞　英

目的

探讨社会支持、自尊、自我批评与抑郁、焦虑之间的关系；对高中生进行生活事件访谈，了解高中阶段所面临的主要生活事件类型和生活压力情况，并检验在排除客观生活压力的干扰下，社会支持与抑郁、焦虑之间的关系。最终为预防青少年抑郁和焦虑情绪的产生和促进青少年的心理健康提供参考。

方法

本研究采用整群取样的方式，对北京市两所中学高一年级409名学生进行问卷调查，和一对一的半结构性心理访谈。调查所用量表为青少年社会支持问卷（SSSA）、自尊问卷（WIAL）、青少年抑郁体验量表（DEQ－A）、流调中心用抑郁量表（CES－D）、多维度儿童焦虑量表（MASC），使用UCLA儿童青少年生活压力访谈作为访谈工具。对问卷调查所得数据进行了性别和家庭模式的差异性检验，并利用结构方程技术，构建了社会支持、自尊和抑郁、焦虑的关系模型。对自尊在社会支持与抑郁、焦虑间的中介效应分别进行了检验。对访谈所得结果进行了一般性统计描述及各类事件压力性和独立性的差异分析。在控制生活压力的情况下对社会支持和抑郁、焦虑之间的关系进行了分析。

结果

描述性统计及差异分析结果显示：女生的焦虑总分高于男生（$t=-3.865$，$P=0.000$）；女生的抑郁总分显著高于男生（$t=-2.695$，$P=0.000$）；女生自尊的分数显著高于男生（$t=-4.288$，$P<0.001$）。来自单亲家庭的孩子与来自大家庭和核心家庭的孩子相比，社会支持、自尊、自我批评及焦虑、抑郁得分均无显著性差异。

运用结构方程技术得出了自尊在社会支持与抑郁、焦虑间的中介作用模型。该模型的各拟合指标如下：$\chi^2/df=7.133$，RMSEA＝0.131，GFI＝0.83，CFI＝0.84，AGFI＝0.75。

中介效应检验结果显示，自尊在社会支持与抑郁间的中介效应占总效应的比例为86.5％，在社会支持与焦虑间的中介效应占总效应的比例为87.7％。

访谈结果显示，高中生所面临的最常见的生活事件为健康方面和学习方面的事件；对高中生生活的客观压力影响最大的前三类事件是健康方面、爱情方面和家庭方面的事件；独立性排前三位的为学习方面、学校行为和爱情方面的生活事件。

在控制了客观生活压力等级之后分析访谈结果，发现社会支持的得分与焦虑、抑郁的得分仍

庞英，北京大学医学部公共教学部应用心理学方向硕士研究生。

指导教师：洪炜教授。

然呈显著相关，相关系数分别为0.299（$P<0.001$）和0.245（$P<0.001$）。

结论

1. 社会支持是影响高中生抑郁、焦虑情绪的一个重要的保护性因素，其对焦虑、抑郁的作用并不是直接的，而是通过提高个体的自尊水平来间接起作用。

2. 高中女生与男生相比，抑郁、焦虑水平更高，而自尊水平更低。来自单亲家庭的孩子与来自核心家庭和大家庭的孩子相比，无论是在社会支持方面，还是在自尊水平、自我批评和抑郁、焦虑水平方面均无显著性差异。

3. 高中生最经常面对的负性生活事件来自于健康方面和学业成绩方面，而对高中生造成的客观生活压力最大的是健康方面、爱情方面和家庭方面的生活事件，需要引起家长、学校和老师的重视。

4. 在客观压力等级不变的情况下，社会支持高的人，不容易产生抑郁、焦虑的情绪，即，无论客观压力如何，社会支持一直是预防抑郁、焦虑产生的一个重要的保护性因素。

【关键词】 高中生；抑郁；焦虑；社会支持；自尊

物质主义对高中生抑郁和焦虑影响的研究

谢中垚

目的

物质主义是一种价值取向，高物质主义价值取向者认为，生活中最重要的是获取经济成功并占有大量财富，拥有合意的形象，具有较高的地位。

本研究描述了高中生物质主义、抑郁和焦虑症状的水平现状；分析了物质主义在高中生应激水平与焦虑、抑郁症状之间的调节作用；在国内首次探索了物质主义影响高中生抑郁、焦虑症状的因素。最终为预防青少年抑郁、焦虑症状产生，以及青少年价值观教育提供理论的参考。

方法

采用整群取样的方式，对北京市409名高一学生进行问卷调查。使用SPSS19.0对问卷测量的所有变量进行描述统计和差异分析。检验物质主义在高中生生活事件和抑郁、焦虑症状之间的调节作用，再将高中生按物质主义价值取向水分为高、低两组，对调节作用进行检验。使用LISREL8.72对物质主义和抑郁焦虑症状做路径分析，建立结构方程模型。

结果

描述性统计及差异分析结果显示：女生的抑郁总分显著高于男生（$t=-3.423$，$P=0.000$）；男生自我批评的分数显著高于女生（$t=2.550$，$P=0.011$）；女生自尊的分数显著高于男生（$t=-4.240$，$P=0.000$）。

在物质主义价值取向中对经济成功的目标追求上，男生显著高于女生（$t=2.700$，$P=0.007$）；在社会认同的目标追求上，男生得分也显著高于女生（$t=2.459$，$P=0.014$）；反映到总体物质主义价值取向的得分上，高中男生显著高于女生（$t=2.038$，$P=0.042$）。

青少年抑郁症状与应激水平、物质主义价值取向之间存在显著正相关，其中抑郁症状与应激水平的相关系数为0.397（$P=0.009$），抑郁症状与物质主义价值取向的相关系数为0.192（$P=0.002$），应激水平与物质主义价值取向的相关系数为0.187（$P=0.000$）。青少年焦虑症状与应激水平、物质主义价值取向之间存在显著正相关，其中焦虑症状与应激水平的相关系数为0.281（$P=0.001$），焦虑症状与物质主义价值取向的相关系数为0.166（$P=0.0001$）。

在高中生应激原和抑郁之间，物质主义价值取向的调节作用显著［$b=4.637$，$SE=0.857$，$t(1, 409)=5.411$，$P=0.008$］显著。在高中生应激原和焦虑之间，物质主义价值取向的调节作用显著［$b=5.802$，$SE=1.818$，$t(1, 409)=3.191$，$P=0.008$］显著。

以物质主义价值取向做自变量、自尊/神经质为中间变量、抑郁/焦虑症状为因变量建立的结

谢中垚，北京大学医学部公共教学部应用心理学方向硕士研究生。

指导教师：洪炜教授。

构方程模型，模型指标为：χ^2/ df=7.51，RMSEA=0.136，GFI=0.77，CFI=0.80，AGFI=0.69。以物质主义价值取向为自变量、社会支持为中间变量、抑郁/焦虑症状为因变量建立的结构方程模型，模型指标为：χ^2/ df=11.49，RMSEA=0.167，GFI=0.74，CFI=0.74，AGFI=0.64。

结论

1. 高中男生比高中女生具有更高的物质主义价值取向水平，物质主义价值水平与高中生抑郁/焦虑症状水平有正相关关系。

2. 物质主义价值取向是高中生应激水平与抑郁、焦虑症状的调节变量，物质主义价值取向水平较高的高中生相对于物质主义价值取向水平较低的高中生，在经历相同的应激后有更高的抑郁/焦虑症状水平。

3. 物质主义价值取向对高中生抑郁、焦虑症状没有直接影响，而是通过社会支持、神经质特质和自尊影响抑郁、焦虑症状的水平；结构方程拟合指标不良，物质主义价值取向对抑郁、焦虑症状可能存在其他的影响途径和因素。

【关键词】 高中生；物质主义；抑郁症状；焦虑症状

女性性感集中体验的听觉事件相关电位及临床应用研究

甄宏丽

目的

编制性感集中体验听觉材料，采用听觉诱导性幻想的刺激方式，引导女性进入轻-中度主观性唤起状态。通过研究女性在该状态下的听觉事件相关电位特征，分析女性在轻-中度主观性唤起状态中的注意力变化特点。并将性感集中体验疗法应用于女性性功能障碍的临床治疗实践，初步探索该治疗方法的疗效。

方法

采用研究者推荐、专家评定和志愿者预实验的方式，编制完成性感集中体验听觉材料。使用《主观性唤起多元评价指标》评估性感集中体验听觉材料与女性轻-中度主观性唤起的关系。通过BP-ERP工作站（包括听觉事件相关电位程序编辑和数据采集、分析系统）测量并分析女性在轻-中度主观性唤起状态下的听觉事件相关电位变化特征；结合Odd-ball范式任务中被试报告的正确率，与男性对比，探讨女性在轻-中度主观性唤起状态下的注意力变化特点。把性感集中体验听觉材料的使用整合到常规的女性性功能障碍的心理治疗中，通过对比治疗前后的《简明女性性功能指数》、《女性性生活质量》和《主观性唤起多元评价指标》问卷调查的结果和患者的临床表现，评估性感集中体验治疗方法的临床疗效。

结果

(1) 主观性唤起多元评价指标显示：性感集中体验听觉材料背景下三个因子得分均高于放松音乐背景，差异有统计学意义。90%的被试达到轻-中度的主观性唤起水平。

(2) 女性在性感集中体验听觉材料背景下，听觉事件相关电位P3潜伏期与放松音乐背景的差异没有统计学意义；P3波幅低于放松音乐背景，差异有统计学意义。

(3) 在Odd-ball范式任务中，男女在放松音乐背景下报告正确率的差异无统计学意义，在性感集中体验听觉材料背景下男性报告正确率高于女性，差异有统计学意义。

(4) 针对女性性功能障碍的临床治疗结果：

- 《简明女性性功能指数》显示，治疗后六个因子得分均高于治疗前，差异有统计学意义。
- 《女性性生活质量》显示，治疗前六个因子得分及总分均低于常模，差异有统计学意义；治疗后六项因子得分及总分均比治疗前提高，差异有统计学意义；治疗后性焦虑因子得分低于常模，差异有统计学意义，性反应因子得分高于常模，差异有统计学意义，其他四个因子得分及总分与常模的差异无统计学意义。

甄宏丽，北京大学医学部医学心理教研室博士研究生。
指导教师：胡佩城教授。副导师：陶林教授。

● 《主观性唤起多元评价指标》显示，治疗后三个因子得分均高于治疗前，差异具有统计学意义。

● 性功能诊断结果显示，11 名患者在治疗前均被诊断患有一种或合并多种性功能障碍；1 人治疗中期脱落，10 人完成治疗；在治疗结束时，8 人性功能正常；1 人基本好转；1 人未见好转。

结论

1. 性感集中体验听觉材料具有引导女性进入轻-中度主观性唤起状态的作用。

2. 听觉事件相关电位 P3 的变化印证了以往的研究结论，即在同等程度的轻-中度主观性唤起状态下，女性对外界刺激的有意注意力明显下降，可能与更集中于自身的性唤起体验有关；男性仍对外界保持一定程度的有意注意。为主观性唤起研究提供了重要的神经生理学依据。

3. 性感集中体验疗法主要针对轻-中度主观性唤起状态进行治疗，提高了女性主观性唤起水平，缓解了多种女性性功能障碍的临床症状，改善了女性性功能障碍患者的性生活质量，取得了比较满意的疗效。

【关键词】 主观性唤起；性功能障碍；性治疗；性感集中体验；听觉事件相关电位

亚成年川金丝猴数量抽象辨别、保持能力研究和行为训练

陈　涛

数量认知属于物理认知中的一类，对于人和动物都具有重要意义。现有研究认为数量认知是由客体档案和类比数量两种独立的认知加工方式负责的。本文从实证角度出发，对3只亚成年川金丝猴的数量认知能力进行验证，探究川金丝猴的数量抽象辨别和保持能力，进而对川金丝猴的数量认知加工机制进行探讨，并从演化角度对川金丝猴数量认知特点给予解释。最后把从实证和理论探讨所得到的结论延伸到应用领域，针对数学学习困难儿童的预测和干预提出一些可能的意见和建议。

"实验一"中采用相对数量辨别范式，要求川金丝猴被试在抽象的维度上对不同数量的数点进行辨别。结果发现，在控制注视时间的条件下，3只亚成年川金丝猴被试可以完成实验任务中对数对1：2和2：3的辨别，而对于数3：44：5辨别的正确率没有显著高于机遇水平。这支持了数量认知的双系统假设。

"实验二"中加入遮挡条件，被试首先需要把认知到的数量在记忆中进行保持才能完成随后的辨别任务。结果发现，3只亚成年川金丝猴被试没有很好地完成实验任务。这可能是多种原因造成的。

从演化角度对实验研究数据进行分析，可以发现川金丝猴所处的特殊物理环境和社会环境造就了川金丝猴特殊的数量认知能力。数量认知能力是对选择压力的适应。创造数量认知情境、进行行为训练对数学学习困难儿童的干预起到了一定作用，有着指导意义。

【关键词】　川金丝猴；灵长类；相对数量辨别；保持；数量认知

陈涛，北京大学医学部医学心理教研室硕士研究生。

指导教师：徐震雷副教授。

北京地区慢性疾病自我管理与疾病感知调查研究

丁　莎

目的

本研究首次在对慢性疾病患者的自我管理能力的研究中引入疾病感知理论及其测评工具，探索了慢性疾病自我管理能力与疾病感知水平的相关性。与此同时，对北京市慢性疾病患者的自我管理能力和疾病感知水平进行了现况调查，了解并分析其自我管理能力和疾病感知水平的特点。

方法

采取方便抽样的方式，在北京市四所医院（其中一所为三甲医院，另外三所为社区医院）进行采样，对收回的有效数据使用 SPSS 19.0 进行统计分析。首先使用 SPSS 19.0 软件对研究数据进行一般描述性统计，然后就性别差异进行 T 检验，针对婚姻状况、文化程度、用药管理、经济负担、饮食管理、锻炼情况等方面根据被试情况的不同进行了方差分析，最后，针对疾病感知水平和慢病自我管理能力进行了相关分析。

结果

在疾病感知水平方面，描述性统计及差异分析结果显示，北京地区慢性疾病患者所识别症状与认为是否系慢性疾病所致之间呈正相关（$r=0.856$，$P<0.01$）；对疾病的认识程度普遍偏低，各维度平均分均为 3 分左右；有超过一半的患者认为遗传（55.2%）、操劳过度（50.5%）以及自我的免疫力下降（51.4%）为其患有慢性疾病的主要原因。疾病感知水平存在男女性别差异、不同年龄段差异和教育程度差异。

在自我管理能力方面，描述性统计及差异分析结果显示，北京地区慢性疾病患者的自我管理能力在健康自评、自我效能等方面较好，而患者活动锻炼情况欠佳，卫生服务利用率过高，但患者主动参与度偏低；自我管理能力的男女性别差异不显著。不同教育程度、所患疾病数量、医疗负担、用药管理、饮食管理、锻炼情况等方面分别在自我管理能力的不同维度上存在显著性差异。

相关分析结果显示，慢性疾病自我管理能力调查问卷的六大维度之间具有明显的相关性；北京地区慢性疾病患者的自我管理能力与其疾病感知水平之间存在显著的相关。

结论

1. 北京地区慢性疾病患者的疾病感知水平普遍薄弱，对疾病辨别、疾病表征以及病因识别方面多没有客观认识，需要加强措施提高患者的疾病感知水平。

丁莎，北京大学医学部公共教学部应用心理教研室硕士研究生。
指导教师：吴任钢教授。

2. 北京地区慢性疾病患者面对疾病带来的困扰时较为乐观，但治疗和管理疾病的主动性不足，目前仍处于服从医务人员的状态。相关卫生部门应在今后的慢性疾病管理项目中注重培养患者的治疗主动性。

3. 在开展疾病感知水平和自我管理能力相关培训的工作中应注意对患者按照个人特征的不同制订不同的措施，分组干预。

4. 慢性疾病自我管理项目中可以纳入用以提高患者疾病感知水平的相关措施。

【关键词】 慢性疾病；自我管理；疾病感知；横断面研究